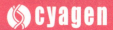

CRISPR/Cas9 ベースのマウス&ラットモデル
あなたの研究をサポートします

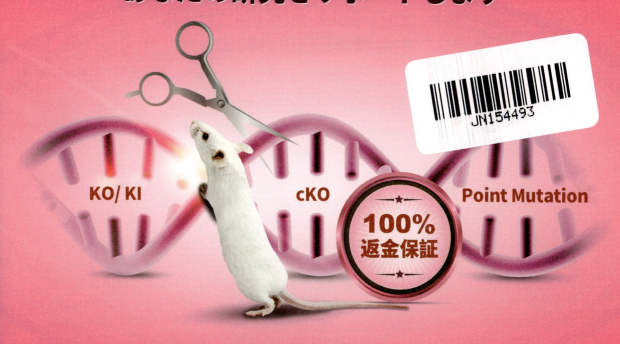

KO/ KI　　　cKO　　　Point Mutation

100% 返金保証

Cyagen はカスタムマウス&ラットモデルのリーディングプロバイダーです。これまで、26,000以上のカスタムマウスとラットモデルの納入実績があり、世界中の1,000を超える大学や研究機関と取引をしています。

CyagenのCRISPRを用いたサービスでは、手頃な価格でノックアウト、ノックイン、点突然変異、コンディショナルノックアウトを含む動物モデルをご提供いたします。

Cyagenをご利用頂くメリット
- 生殖細胞系列伝達
- 12kbまでのフラグメントが導入可能
- F0動物を最短3ヶ月で獲得
- ベクター構築からマウス獲得まで包括的なプロジェクト管理

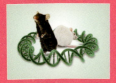

12年以上のカスタム
動物モデル作製経験

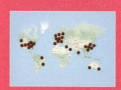

2,300件以上の
SCIジャーナルでの引用

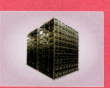

当社のAAALAC認定施設では
150,000のSPF動物を飼育できます

サイヤジェン株式会社 (Cyagen Japan)

〒170-0002 東京都豊島区巣鴨1-20-10 宝生第一ビル4階　　03-6304-1096　　service@cyagen.jp　　www.cyagen.jp

実験医学 2018 Vol.36 No.19 | 12

CONTENTS

特集

RNAが修飾される！
エピトランスクリプトームによる生命機能と疾患の制御

企画／五十嵐和彦，深水昭吉

- 3200 ■ 概論―RNA修飾研究の新展開 ………………………… 深水昭吉，五十嵐和彦
- 3205 ■ RNA修飾の変動と生命現象 …………………………………………… 鈴木 勉
- 3212 ■ RNA修飾の解析方法 ………………………… 櫻井雅之，長谷川拓巳，中山宏紀
- 3217 ■ RNAメチル化によるSAM代謝制御 ………………… 島 弘季，五十嵐和彦
- 3222 ■ RNAのメチル化による概日リズム制御
  ……………………………………………………… Fustin Jean-Michel，柏﨑安男
- 3227 ■ RNAメチル化によるシナプスでの遺伝子機能分画
  ……………………………………………………………………… 飯田 慶，王 丹
- 3232 ■ がん細胞におけるALKBHファミリーによるRNA修飾制御
  ……………………………………………………………………… 上田裕子，辻川和丈
- 3239 **世界最前線レポート**
  RNA修飾の宝庫―tRNA研究の最前線 ……………………………… 堀 弘幸
- 3242 ■ rRNAメチル化によるリボソームと寿命の制御
  ……………………………………………… 宮田真衣，大徳浩照，深水昭吉
- 3246 ■ RNA修飾機構を利用したRNA編集技術の開発 ………………… 福田将虎
- 3252 ● 特集関連書籍のご案内
- 3253 ● 特集関連バックナンバーのご案内

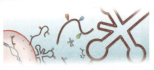

表紙より

DNAから転写され，多様に修飾されるRNA.

[編集顧問]
井村裕夫／宇井理生／笹月健彦／
高久史麿／堀田凱樹／村松正實

[編集幹事]
清水孝雄／高井義美／竹縄忠臣／
野田 亮／御子柴克彦／矢崎義雄／
山本 雅

[編集委員]
今井眞一郎／上田泰己／牛島俊和／
岡野栄之／落谷孝広／川上浩司／
小safe重夫／菅野純夫／瀬藤光利／
田中啓二／宮園浩平
（五十音順）

連載

カレントトピックス

- 3282 ● 前がん細胞が正常細胞の領地へ拡大して占拠するしくみ
  ―予測と検証 ……………………………………………… 坪井有寿，藤本仰一
- 3286 ● クローン胚ではヒストンメチル化依存的なゲノムインプリンティング
  が破綻している ………………………………… 的場章悟，小倉淳郎，Yi Zhang
- 3290 ● 記憶B細胞のリコール応答を制御するサイトカインの発見 …… 北村大介

News & Hot Paper Digest

- 3268 ● 複製フォークの異常が自己炎症性疾患を引き起こす（鐘巻将人）■無痛マウスは黄色ブドウ球菌性肺炎で死なない？（丸山健太）■硬い地面を掘り進む！がん硬化と集団浸潤（石原誠一郎）

注目記事

2018年ノーベル賞解説レビュー

[生理学・医学賞] **本庶先生とアリソン先生の功績を綴る** ……… 3256
- 両博士が拓いたがん治療への新たな扉（河上　裕）　●ダイアの原石（岡崎　拓）
- 抗CTLA-4抗体開発の経緯（北野滋久）

[物理学賞]「トラクタービーム」を現実化したレーザー物理学の基盤技術 ……… 坪井貴司

[化学賞]「進化」が可能にした新しい酵素や抗体の超高速開発 ……… 梅野太輔

クローズアップ実験法
in vivo 生物発光イメージングのすゝめ ……… 岩野　智, 牧　昌次郎, 宮脇敦史　3273

Next Tech Review 特別編
どこまで使える？ メタボローム解析 ……… モデレーター／曽我朋義　パネリスト／馬場健史, 杉本昌弘, 三枝大輔, 平山明由, 石川貴正　3294

研究室のナレッジマネジメント
ナレッジマネジメントとは何か（その2） ……… 梅本勝博　3302

私の実験動物、やっぱり個性派です！
テロメアで屋外のパイオニアに ……… 水谷友一　3310

ブレークスルーを狙うバイオテクノロジー
DNAバーコードとゲノム編集で個体発生を追跡する ……… 増山七海　3315

研究アイデアのビジュアル表現術
イラストを描く，イラストを探す ……… 大塩立華　3323

Conference & Workshop "参加しました"
細胞レベルで老い払え！ ……… 松平竜之　3329

Opinion —研究の現場から
innovativeになる・innovationを起こす ……… 前田優香　3333

バイオでパズる！
あるなしパズル ……… 山田力志　3334

INFORMATION ……… 3337〜3340

羊土社　新刊 & 近刊案内 ……… 前付2
「教科書・サブテキスト」ガイド ……… 3307〜3309
実験医学 月刊・増刊号バックナンバーのご案内 ……… 3342〜3343

編集日誌 ……… 3336
次号予告 ……… 3254, 3344
実験医学2019年のお知らせ ……… 3255
奥付・編集後記 ……… 3344
広告目次 ……… 3341

羊土社 7〜12月の新刊＆近刊案内

はじめてでもできてしまう 科学英語プレゼン
"5S"を学んで、いざ発表本番へ
著／Philip Hawke，太田敏郎

定価（本体 1,800円＋税）
A5版　1色刷り　126頁
ISBN 978-4-7581-0850-8
詳しくは本誌 3241ページへ

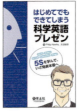　語学／実用

実験医学増刊 Vol.36 No.17
教科書を書き換えろ！ 染色体の新常識
ポリマー・相分離から疾患・老化まで
編／平野達也，胡桃坂仁志

定価（本体 5,400円＋税）
B5判　フルカラー　214頁
ISBN 978-4-7581-0374-9
詳しくは本誌 後付6ページへ

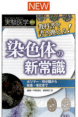　先端 review

FLASH薬理学
著／丸山 敬

定価（本体 3,200円＋税）
B5判　フルカラー　375頁
ISBN 978-4-7581-2089-0
詳しくは本誌 後付7ページへ

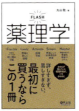　参考書

実験医学増刊 Vol.36 No.15
動き始めた がんゲノム医療
深化と普及のための基礎研究課題
監修／中釜 斉，編／油谷浩幸，石川俊平，竹内賢吾，間野博行

定価（本体 5,400円＋税）
B5判　フルカラー　243頁
ISBN 978-4-7581-0373-2

　先端 review

実験医学別冊
あなたのタンパク質精製、大丈夫ですか？
〜貴重なサンプルをロスしないための達人の技
編／胡桃坂仁志，有村泰宏

定価（本体 4,000円＋税）
A5判　フルカラー　186頁
ISBN 978-4-7581-2238-2
詳しくは本誌 3314ページへ

　実用

科研費獲得の方法とコツ 改訂第6版
実例とポイントでわかる申請書の書き方と応募戦略
著／児島将康

定価（本体 3,800円＋税）
B5判　2色刷り　278頁
978-4-7581-2088-3

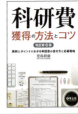　実用

実験医学増刊 Vol.36 No.12
脳神経回路と高次脳機能
スクラップ＆ビルドによる心の発達と脳疾患の謎を解く
編／榎本和生，岡部繁男

定価（本体 5,400円＋税）
B5判　フルカラー　204頁
978-4-7581-0372-5

　先端 review

マンガでわかる ゲノム医学
ゲノムって何？を知って健康と医療に役立てる！
著／水島-菅野純子
イラスト／サキマイコ

定価（本体 2,200円＋税）
A5判　1色刷り　221頁
ISBN 978-4-7581-2087-6
詳しくは本誌 3301ページへ

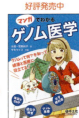　参考書／絵本

研究者・留学生のための アメリカビザ取得 完全マニュアル
監修／大須賀 覚，野口剛史　著／大蔵昌枝

定価（本体 3,200円＋税）
A5版　1色刷り　約170頁
ISBN 978-4-7581-0849-2
詳しくは本誌 3251ページへ

近刊 12月上旬発行予定
Now Printing

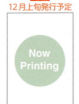　実用

実験医学増刊 Vol.36 No.20
生きてるものは全部観る！ イメージングの選び方・使い方100+
編／原田慶恵，永井健治

定価（本体 5,400円＋税）
B5版　フルカラー　約210頁
ISBN 978-4-7581-0375-6

近刊 12月上旬発行予定
　先端 review

もうご登録済みですか？
羊土社会員・メールマガジンのご案内

「羊土社HP」と「メールマガジン」，皆さまご覧いただいておりますでしょうか？
新刊情報をいち早く得られるのはもちろん，書籍連動，WEB限定のコンテンツなども充実．
書籍とあわせてご覧いただき，ぜひ情報収集の1ツールとしてお役立てください！
もちろん登録無料！

「羊土社会員」（登録無料）

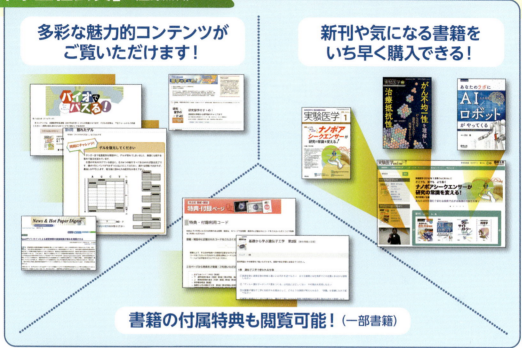

多彩な魅力的コンテンツがご覧いただけます！

新刊や気になる書籍をいち早く購入できる！

書籍の付属特典も閲覧可能！（一部書籍）

メールマガジン（登録無料）

新刊書籍情報をいち早く手に入れるには，一にも二にもまずメルマガ！ほか学会・フェア・キャンペーンなど，
登録しておけばタイムリーな話題も逃しません！

■「羊土社ニュース」
　　毎週火曜日配信．「実験医学」はじめ，生命科学・基礎医学系の情報をお届けします

■「羊土社メディカル ON-LINE」
　　毎週金曜日配信．「レジデントノート」「Gノート」はじめ，臨床医学系の情報をお知らせします

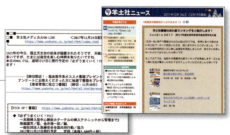

「羊土社会員」「メールマガジン」のご登録は羊土社HPトップから

www.yodosha.co.jp/

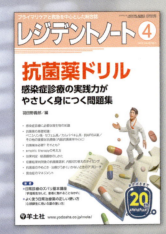
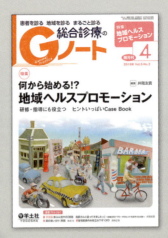
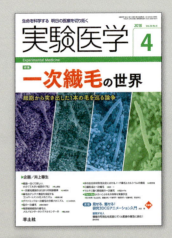
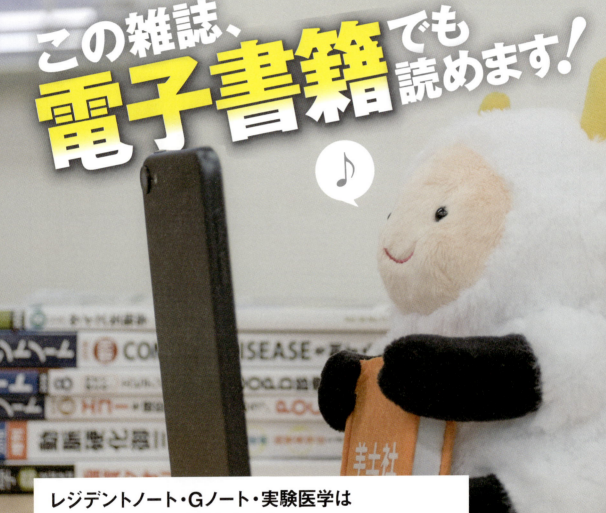

実験医学 12
Vol.36 No.19 2018
Experimental Medicine

特集

RNAが修飾される！
エピトランスクリプトームによる生命機能と疾患の制御

企画／五十嵐和彦，深水昭吉

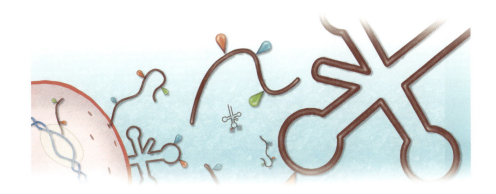

- 概論—RNA修飾研究の新展開……………………………………………深水昭吉，五十嵐和彦 3200
- RNA修飾の変動と生命現象………………………………………………………………鈴木　勉 3205
- RNA修飾の解析方法…………………………………………櫻井雅之，長谷川拓巳，中山宏紀 3212
- RNAメチル化によるSAM代謝制御……………………………………島　弘季，五十嵐和彦 3217
- RNAのメチル化による概日リズム制御…………………………Fustin Jean-Michel，柏﨑安男 3222
- RNAメチル化によるシナプスでの遺伝子機能分画………………………飯田　慶，王　丹 3227
- がん細胞におけるALKBHファミリーによるRNA修飾制御………………上田裕子，辻川和丈 3232
- 世界最前線レポート RNA修飾の宝庫—tRNA研究の最前線……………………………堀　弘幸 3239
- rRNAメチル化によるリボソームと寿命の制御…………宮田真衣，大德浩照，深水昭吉 3242
- RNA修飾機構を利用したRNA編集技術の開発…………………………………福田将虎 3246

特集関連書籍のご案内………………………………………………………………………………… 3252
特集関連バックナンバーのご案内…………………………………………………………………… 3253

特集　RNAが修飾される！

概論

RNA修飾研究の新展開
遺伝子発現制御に隠されたシステム：エピトランスクリプトーム

深水昭吉，五十嵐和彦

真核細胞のエピゲノム（epigenome）の根幹であるクロマチンの構成因子，DNAとヒストンが修飾されると同様に，遺伝子発現からリードアウトしてきた転写産物（transcript）であるRNAが修飾されるエピトランスクリプトーム（epitranscriptome）が注目を集めている．mRNA，tRNAやrRNAなどの個別分子の修飾が担う役割を考える分子生物学的視点と，修飾が特定の機能にかかわる一群のRNAセットの発現をどう変化させるのかというネットワーク生物学的視点からの研究が進展することが，発生，分化，細胞増殖，生殖，神経，免疫や寿命など複雑な生命現象の解明につながるだけでなく，病気の理解と診断・治療への新しいアプローチとなることが期待される．

はじめに―エピゲノムの歴史

　1942年にWaddingtonが提唱したエピジェネティクスは，細胞分化のように一つの遺伝型が複数の表現型をつくり出すプロセスを意味していた[1]．その後，哺乳類のゲノムには約20,000個の遺伝子がコードされていて，それらの遺伝子が転写された後に，翻訳されたタンパク質が細胞機能を発揮するというセントラルドグマの概念は，1958年に提唱された．転写を誘導するしくみの研究から，遺伝子の上流に位置するプロモーターやエンハンサーのDNA配列が同定され，それらのDNAに特異的に結合する転写因子の発見が相次いだ．これを皮切りに，転写因子と共役して遺伝子発現を活性化，あるいは抑制する制御因子も多数見出されてきた．まさに，シスエレメントとトランス因子の研究が大きく発展し，日本人の多くの研究者が貢献してきた．

　それと相まって，基本転写因子の精製や同定の研究が進展し，転写の活性化や抑制のメカニズムが，DNAエレメント・転写因子・制御因子・基本転写因子と組合せて，ゲノムDNAから転写されるRNAの「量」の調節として説明されるようになってきた．そして，もう一つの大きな潮流が，リン酸化，アセチル化，ユビキチン化やメチル化など，化学修飾によってこれらの転写因子群の活性や分子間の結合が調節されるという制御因子の『質』の研究である．このような『質』の調節では，転写因子群（タンパク質）のみならず，クロマチン化学修飾，すなわち後述のようにエピゲノムが注目されてきた．

Beyond genome and epigenome : Emerging impacts of epitranscriptome
Akiyoshi Fukamizu[1]/Kazuhiko Igarashi[2] : Life Science Center for Survival Dynamics, Tsukuba Advanced Research Alliance, University of Tsukuba[1]/Department of Biochemistry, Tohoku University Graduate School of Medicine[2]（筑波大学生存ダイナミクス研究センター[1]/東北大学大学院医学系研究科生物化学分野[2]）

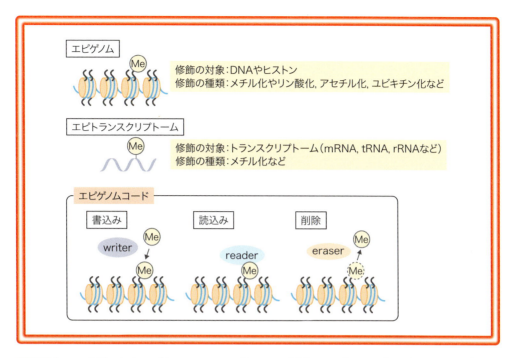

概念図1　エピゲノムとエピトランスクリプトームの概念およびメチル化を中心としたゲノム情報デコードの原理

　ゲノムとエピゲノムは，われわれの細胞がもつ2つの遺伝情報であるが，ゲノムについては，ヒトをはじめ多くの生物種のゲノムDNAの塩基配列の全容が明らかになっている．一方，エピゲノムは，DNAとヒストンから構成されるクロマチンが修飾されて，遺伝子発現の調節に重要な役割を果たしていることが解明されつつある．すなわち，DNAのメチル化や，ヒストンのリン酸化，アセチル化，ユビキチン化やメチル化などが目印となって，クロマチン構造が閉じることで遺伝子発現が抑制され，あるいは開くことによって遺伝子の発現が誘導されるしくみとして理解されてきた．

　細胞をとり巻く環境の変化は，ホルモンなどのリガンドは細胞膜上の受容体を介して，あるいは栄養分子などは物質交換を経て細胞内代謝を介して入力され，その一部がエピゲノム情報に変換されていく．その過程では，まず触媒酵素（writer）によってDNAやヒストンが修飾されることでエピゲノム状態が変化し，その修飾基（リン酸化，アセチル化，ユビキチン化やメチル化など）が化学的目印となって結合タンパク質（reader）がリクルートされ，さらに大きな複合体が形成されることで転写が活性化，あるいは抑制される．一度書き込まれた修飾情報は，修飾基を外す脱修飾反応を触媒する酵素（eraser）によってエピゲノム状態がリセットされることで，遺伝子発現が調節されている．これらの修飾調節因子はdecoderとして作用し，書き込み，読み出し，消去するしくみはエピゲノムコードとよばれている（**概念図1**）．このように，Waddingtonの提唱した一つの遺伝型から複数の表現型をつくり出すという意味でのエピジェネティクスは，シグナル伝達や代謝，転写因子，エピゲノム修飾関連因子などを含む分子のネットワークとして理解できる可能性がある．

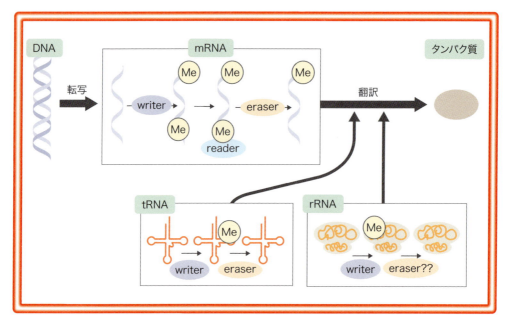

概念図2　メチル化を中心としたエピトランスクリプトームコード

1 エピトランスクリプトームとは

　それでは，RNA情報はどのようにリードアウトされるのであろうか？　最近，エピトランスクリプトームコード[2]（**概念図2**）とよばれる新しい考え方が提唱されているが，それは，エピゲノムコードとよく似たしくみが利用されている．例えば，mRNA，tRNAやrRNAをメチル化する触媒酵素が明らかになりつつあり，これらはwriterとしての役割を果たす．修飾RNAのreaderやeraserも報告されつつある．

　本特集の主題の一つとして，**鈴木の稿，島・五十嵐の稿，Fustin・柏﨑の稿，飯田・王の稿，宮田らの稿**でRNAのメチル化をはじめとした修飾に関する話題を取り上げた．RNAに転位されたメチル基をreaderが認識し，RNAの局在などに影響を及ぼしていることが報告され[3]，readerの多様な機能が注目される．また，メチル化されたRNAを脱メチル化する酵素，eraserが見出されて機能的役割の解明が進展しており，**上田・辻川の稿**で取り上げた．これらの生物学的意義の解明の研究には，RNAにどのような修飾が生じているかを検出・同定する高精度な解析技術や，特定の修飾を改編するRNA編集技術の進展が不可欠である．これらについて**櫻井の稿，福田の稿，飯田・王の稿**で，応用面を含めて詳細に解説されている．さらに，**堀の稿**ではtRNA研究の最新の話題がとり上げられている．

2 エピトランスクリプトームの今後の展望

　エピトランスクリプトームとエピゲノムのアナロジーから，今後の研究の方向性を考えてみたい．まず，RNA，DNA，そしてヒストンの修飾は，これら修飾自体を直接操作してその結

果を見るという実験は現実的ではなく，生物学的意義は長いこと不明であった．大きなブレークスルーはエピトランスクリプトームでもエピゲノムでも，writer, reader, そしてeraserの同定であり，これらタンパク質を操作することで修飾状態を変え，あるいは修飾下流で起きる反応を操作することが可能となった．エピトランスクリプトームの生物学的意義をさらに理解していくうえでは，かかわるタンパク質の全貌とそれぞれの機能を解明することが急務と思われる．

遺伝子産物のタンパク質は，複数のタンパク質と相互作用し，ネットワークや複合体を形成し，そのコンテクストのなかで機能する．すなわち，各タンパク質の機能はネットワークや複合体を形成することで多様化する可能性がある．だからこそ，一つの遺伝子の機能を考えるうえで，ネットワークや複合体の解明が必要とされてきた．このような考え方は分子生物学からネットワーク生物学[4]（モジュール生物学という言葉も提唱されている）へのターニングポイントであり，iPS細胞[5]，iCM細胞[6]やiHep細胞[7]などの転写因子による細胞の運命転換への意義とつながっている．

このような流れのなかでエピゲノム研究を振り返ってみると，RNA修飾の役割を考える視点として，2つの見方があると思われる．1つは，個別のRNAについて，その修飾が担う役割を考える分子生物学的視点である．もう1つは，ある修飾がトランスクリプトームの亜集団，特定の機能にかかわる一群のRNAセットの発現をどう変化させるのかという，ネットワーク生物学的視点である．エピゲノムでは，しばしば特定の遺伝子セットが共通の制御を受けることで発現の統合性が担保される．同様のしくみがエピトランスクリプトームにも見出される可能性は高い．エピトランスクリプトームの役割を理解するうえでは，両方のアプローチを組合わせていく必要があると思われる．

エピゲノム制御とエピトランスクリプトーム制御にかかわる修飾は，いずれも代謝中間体を修飾反応の基質とする[8]．この事実と，細菌や酵母などの単一細胞生物における遺伝子発現制御は主に栄養源も含めた環境応答にかかわることをふまえると，エピゲノム制御やエピトランスクリプトーム制御は環境応答，なかでも，栄養応答に起源があるとも予想できる．もしそうだとすると，栄養や代謝にかかわる遺伝子・RNAセットに特異的なエピトランスクリプトーム制御が見出される可能性も考えられる．

おわりに

上に述べたように，エピゲノムとエピトランスクリプトームの情報のリードアウトのコードは，メチル化のwriter, readerやeraserという観点からは確かに類似しているように見える[9]．しかし，現時点においては，2つのコードでdecoderとして重複利用されている同じ分子は見あたらない．今後，2つの情報のリードアウトに重複利用される分子（例えば，タンパク質とRNAの両者を基質とするメチル化酵素など）が見出されるのか，研究の展開に注目したい．また，ゲノム，エピゲノム，エピトランスクリプトームの分子の進化を考えた場合，writer, readerやeraserのしくみが，クロマチンを中心に発展したのか，RNAが中核となって構築されてきたのか，どのように進化してきたのかもたいへん興味深いところである．

本特集号が，RNA修飾ネットワーク研究の端緒となれば幸いである．

特集　RNAが修飾される！

文献

1) Morange M：Ann N Y Acad Sci, 981：50-60, 2002
2) Kadumuri RV & Janga SC：Trends Mol Med, 24：886-903, 2018
3) Zhou J, et al：Nature, 526：591-594, 2015
4) Cahan P：Nat Genet, 48：226-227, 2016
5) Takahashi K & Yamanaka S：Cell, 126：663-676, 2006
6) Ieda M, et al：Cell, 142：375-386, 2010
7) Sekiya S & Suzuki A：Nature, 475：390-393, 2011
8) Campbell SL & Wellen KE：Mol Cell, 71：398-408, 2018
9) Kako K, et al：J Biochem：10.1093/jb/mvy075, 2018

Profile

著者プロフィール

深水昭吉：1983年筑波大学第二学群農林学類卒業，'87年筑波大学農学研究科単位所得退学，遺伝子実験センター助手，'94～'95年SALK生物学研究所博士研究員，'95年筑波大学応用生物化学系助教授，'99年筑波大学先端学際領域研究センター（現 生存ダイナミクス研究センター）教授．遺伝情報に大きな作用をもつメチル化について，線虫とマウスの遺伝学．生化学を活用し，新しいメチル基転移酵素を同定しながら，生物学的意義の解明に取り組んでいる．

五十嵐和彦：1987年東北大学医学部卒業，'91年東北大学大学院医学研究科修了，'91年シカゴ大学リサーチアソシエート，'93年東北大学医学部助手，'95年筑波大学先端学際領域研究センター講師，'98年東北大学医学部助教授，'99年広島大学医学部教授，2005年東北大学医学系研究科教授．赤血球やリンパ球の分化や応答を制御する遺伝子とタンパク質のネットワークの解明に取り組んでいる．がんや貧血の病態を分子ネットワークに基づいて理解したい．

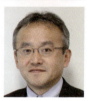

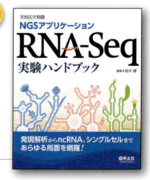

特集　RNAが修飾される！

RNA修飾の変動と生命現象

鈴木　勉

RNA修飾はRNAが正しく機能するうえで欠かせない質的な情報である．現在までに，140種類を超えるRNA修飾がさまざまな生物種から見つかっている．歴史的には，tRNA，rRNA，核内低分子RNAなどのRNAを中心にRNA修飾の研究がなされてきたが，次世代シークエンサーの利用に相まって，mRNAやさまざまなnon-coding RNAにも修飾が見つかり，最近は「エピトランスクリプトーム」とよばれ，転写後段階における新しい遺伝子発現制御機構として，生命科学に大きな潮流を生み出している．RNA修飾がタンパク質のリン酸化修飾のようにダイナミックに変動し，RNAの機能を調節するかについては，多くの議論があるもののきちんとした結論が得られていない．われわれは，細胞がRNA修飾の基質であるメタボライドの濃度を感知することで，修飾率がダイナミックに変動する現象を捉えた．また，RNA修飾の欠損が疾患の原因になることも明らかになりつつあり，「RNA修飾病」という概念が生まれつつある．本稿では，われわれのtRNA修飾に関する最近の研究成果を中心に，tRNA修飾の変動が遺伝子発現や生命現象にどのようにかかわっているかについて考察する．

キーワード　tRNA修飾，二酸化炭素，タウリン，RNA修飾病

はじめに

さまざまな生命現象は，遺伝子発現の微調節によって生じていることはよく知られた事実である．また，これら調節機構の破綻が，さまざまな疾患の原因になっている．したがって，遺伝子発現の調節機構を明らかにすることは，生命活動や生命現象を理解することに留まらず，医療や創薬などへの応用研究にも貢献することが期待される．RNAは，長らくDNAにコードされた遺伝情報をタンパク質へと変換する過程を仲介する分子として，その役割が知られてきたが，近年の研究で，RNAは遺伝子発現を転写や翻訳の各段階で調節することでさまざまな生命現象にかかわることがしだいに明らかになりつつある．

ゲノム配列が整備されたことに加え，次世代シークエンサー（NGS）の登場により，RNAを配列情報や遺伝子の発現情報として捉える「トランスクリプトーム研究」がさかんに行われている．しかし，RNAには転写後に付与される塩基の修飾やエディティング，末端構造といった質的な情報が含まれている．現在までに，140種類を超えるRNA修飾がさまざまな生物種から見つかっている[1]．これらの修飾はあらゆるRNAに普遍的に存在し，RNAが機能するうえで欠くことのできない重要な質的情報である．塩基やリボースのメチル化などの単純なものから，水酸化，アセチル化，異性化，硫化，セレノ化，還元，脱水環化，アミノ酸や糖の付加など化学的にバリエーションに富んださまざまな修飾体が知られている．ここ数年で，われわれを含むいくつかのグループから新規のRNA修飾が続々と報告されており，解析方法の発展とともにRNA修飾のケミカルスペースはさらに拡大するであろう．わずか数種類のDNA修飾と比較して，多様なRNA修飾はRNAが新たな機能を獲得するための戦略と捉えることもできる．

RNA修飾の果たす役割としては，立体構造の安定

Dynamic regulation of RNA modification in health and disease
Tsutomu Suzuki：Department of Chemistry and Biotechnology, The Univercity of Tokyo（東京大学化学生命工学専攻）

特集　RNAが修飾される！

化，細胞内局在の決定，RNA結合タンパク質との相互作用，RNAプロセシングの制御，遺伝暗号の解読，翻訳調節，遺伝情報の変化，自然免疫からの回避などが知られているが，その機能と生合成過程には未解明な部分が多く残されている．RNA修飾の研究は歴史が古く，日本が大きな貢献を果たしてきた分野でもある．tRNAやrRNAなどの比較的存在量の多いRNAを対象に研究が行われてきたが，最近では，NGSを利用したエピトランスクリプトームシークエンス技術の発展により，mRNAにも5'末端のキャップ構造以外に，イノシン（I），N^6-メチルアデノシン（m^6A），5-メチルシチジン（m^5C），シュードウリジン（Ψ），1-メチルアデノシン（m^1A）などが大量に見出されており，もはやゲノム配列から知りうる情報だけでRNAの機能は語れない状況にある[2)3)]．

生命科学において，エピトランスクリプトーム研究が注目されている背景として，mRNAやさまざまなncRNAにRNA修飾が網羅的にマッピングされたことに加え，RNA修飾を導入する修飾酵素（writer），いったん書き込んだ修飾を消去する脱メチル化酵素（eraser），RNA修飾を認識するタンパク質（reader）が同定されたことがあげられる．これらの知見により，RNA修飾は，writerとeraserの働きにより，ダイナミックに変化し，その修飾情報をreaderが読みとることで，RNAの分解やスプライシング制御，細胞内輸送や翻訳制御など，RNA修飾には，RNAのプロセシングやその後の働きを調節する役割があることが明らかになりつつある．実際に，m^6A修飾の分布やプロファイルが組織や細胞が生育する環境によってダイナミックに変動する事例が相次いで報告されている[4)]．しかし，その一方で，最近，転写後に書き込まれたm^6A修飾は静的で安定に存在し，ダイナミックには変動しないという報告[5)]がなされ，RNA修飾が可逆的に変動するか？ という，根本的な問題が提起され，現在，世界的に大論争が巻き起こっている．

1　炭酸ガスに敏感なtRNA修飾とワールブルク効果

tRNAにはさまざまなRNA修飾が含まれており，これらが，遺伝暗号の精確な解読やtRNAの高次構造の安定化にかかわっていることが知られている．元来，tRNA修飾は静的で安定であると考えられてきたが，最近，われわれは細胞内メタボライトの濃度を感知してダイナミックに変動する現象を捉えた．

N^6-threonylcarbamoyladenosine（t^6A）はすべての生物界で共通に用いられている修飾塩基であり，ANNコドンを解読するtRNAの37位（アンチコドン3'隣接塩基）に存在する（図1）．リボソームにtRNAとmRNAが結合した複合体の構造解析から，t^6A37はコドン1字目のアデニンとスタックすることでコドン−アンチコドン対合を安定化することが示されている[6)]．実際にt^6A37は，コドンの正確な認識や読み枠の維持，効率的なアミノアシル化や転座反応など，タンパク質合成のさまざまな過程にかかわることが知られている．バクテリアにおいてt^6A37の修飾酵素は必須遺伝子にコードされていることから，この修飾の重要性が示唆される[7)]．

われわれは，ヒトや哺乳動物のミトコンドリアにおいて，t^6A37の修飾酵素としてYRDCとOSGEPL1を同定した[8)]（図1）．ヒトミトコンドリアにおいて，t^6A37はtRNA^{Asn}，tRNA^{Thr}，tRNA^{Lys}，tRNA$^{Ser(AGY)}$の4種に存在する．t^6A37はアデニンのN^6位にカルボニル基を介してThr残基が結合した修飾であるが，生合成においてカルボニル基は二酸化炭素（CO_2）あるいは重炭酸イオン（HCO_3^-）に由来し，Thr残基はL-Thrに由来することが知られている．はじめにL-ThrがCO_2と非酵素的に反応しカルバメート中間体を形成し，YRDCがATPを用いてこの中間体を活性化し，threonylcarbamoyl-AMP（TC-AMP）を形成する．続いて，OSGEPL1がTC-AMPのthreonylcarbamoyl基をtRNAのA37位へと転移し，t^6A37が形成される（図1）．YRDCの主な局在は細胞質であり，細胞質tRNAのt^6A37形成にかかわるが，弱いミトコンドリア移行シグナルを有し，一部がミトコンドリアに局在し，ミトコンドリアtRNAのt^6A37形成にかかわることが明らかとなった．OSGEPL1はミトコンドリアのみに局在し，ミトコンドリアtRNAのt^6A37形成を担っていることが判明した．実際に，OSGEPL1をノックアウトするとミトコンドリアtRNAのt^6A37が完全に欠失

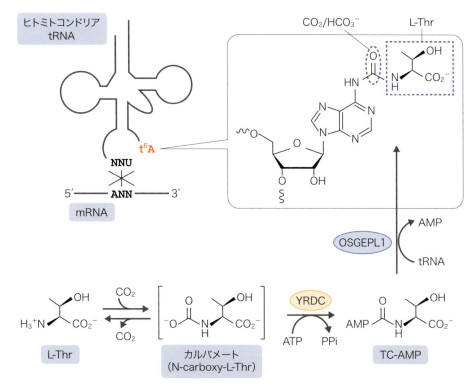

図1　ミトコンドリア tRNA にみられる t⁶A 修飾の化学構造と生合成機構

し，タンパク質合成能は低下し，呼吸不全を引き起こすことを見出した．

次に，YRDC と OSGEPL1 の組換えタンパク質を取得し，L-Thr，ATP，HCO_3^- を基質に，試験管内で修飾の再構成を試みたところ，tRNA 上に効率よく t^6A37 修飾を導入することに成功した．各基質に対して，酵素反応速度論的な解析を行った．ミトコンドリア tRNA に対する Km 値は 0.42 μM と低い値を示したことから，OSGEPL1 はミトコンドリア tRNA に対して，十分な認識能を有していることが判明した．L-Thr と ATP に対する Km 値はそれぞれ 39 μM と 76 μM であった．ところが，驚いたことに，HCO_3^- に対する Km 値は異常に高く，31 mM であった．したがって，t^6A37 修飾反応の律速段階は HCO_3^- 濃度であるという結果を得た．前述したように t^6A37 修飾の第一段階は L-Thr が CO_2 と非酵素的に反応しカルバメート中間体を形成する（図1）．この過程は平衡状態であると考えられることから，HCO_3^- に対する高い Km 値は非酵素的なカルバメート形成によって説明できる．ミトコンドリア内の HCO_3^- 濃度は 10〜40 mM であることから，生理的な条件で t^6A37 修飾は変動しうると考えた．実際に，ヒト細胞株を低い HCO_3^- 濃度の培地で培養したところ，複数の tRNA で t^6A37 修飾率が顕著に減少する結果を得た．一般的に，tRNA 修飾は静的で安定であるとであると考えられてきたが，この結果から，t^6A37 修飾は HCO_3^- 濃度を感知してダイナミックに変化することが判明した．t^6A37 修飾の変動は直接的に tRNA の暗号解読能に影響するため，呼吸の状態や細胞がおかれた環境によって，ミトコンドリアの翻訳が制御されると考えられる（図2）．ミトコンドリア内の CO_2 は主に，呼吸において，ピルビン酸がアセチル CoA に変換される過程と TCA 回路から生じることが知られている．したがって，低酸素環境下では，ミトコンドリア内部からの CO_2 の共有量が低下し，t^6A37 修飾率が減少すると考えられる．t^6A37 修飾の低下はミトコンドリアタンパク質合成能を直接的に低下させることから，

特集　RNAが修飾される！

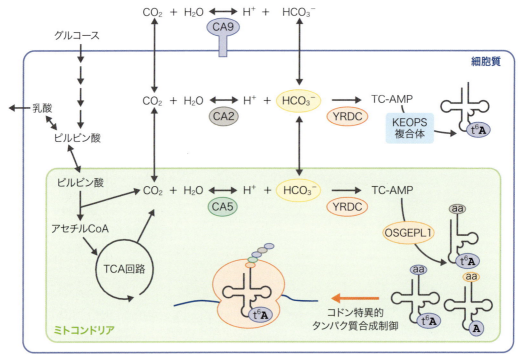

図2　CO_2の代謝とt^6A修飾
呼吸によりCO_2はミトコンドリア内で発生する．CO_2はガスの状態で細胞内外を行き来する．CO_2はカルボニックアンヒドラーゼ（CA）の作用により，水と反応して重炭酸イオン（HCO_3^-）が生じる．低酸素下では，CA9が細胞膜上に高発現し，細胞外で大量のHCO_3^-を生成する．HCO_3^-は嫌気的解糖系で生じた乳酸を中和し，アシドーシスを防ぐ役割がある．今回の研究で新たにHCO_3^-はt^6A修飾の基質となり，tRNAの機能に必須の役割が明らかとなった．細胞内のCO_2/HCO_3^-濃度が低下するとミトコンドリアtRNAのt^6A修飾率が低下し，ミトコンドリアのタンパク質合成がコドン特異的に制御させる．

この現象は，低酸素下で細胞がミトコンドリアの機能を制限するワールブルク効果を説明するメカニズムの一つであると考えられる．

2　tRNA修飾の欠損と疾患

われわれはヒトミトコンドリアtRNAからタウリンを含む修飾塩基5-taurinomethyluridine（τm^5U）とその2チオウリジン誘導体（τm^5s^2U）を発見した（図3A）[9]．これらの修飾はtRNA$^{Leu(UUR)}$やtRNA^{Lys}を含む5種類のtRNAのアンチコドン1字目に存在し，コドン解読に重要な役割を担っている．

ミトコンドリア脳筋症は，ミトコンドリアの機能異常が原因で生じる重篤な疾患であり，エネルギー消費の高い脳や骨格筋などの機能不全を引き起こす．ミトコンドリア脳筋症の代表病型のうち，脳卒中を特徴とするMELAS（mitochondrial myopathy, encephalopathy, lactic acidosis and stroke-like episodes）や，てんかんを特徴とするMERRF（myoclonus epilepsy associated with ragged-red fibers）は，それぞれミトコンドリアDNAにコードされたtRNA$^{Leu(UUR)}$遺伝子およびtRNA^{Lys}遺伝子上の点変異が原因で発症することが知られていた．われわれは，MELASおよびMERRF患者由来の細胞から変異tRNAを単離し，質量分析法を用いた詳細な解析を行ったところ，本来有するはずのタウリン修飾（τm^5Uやτm^5s^2U）がこれらの変異tRNAでは欠損し，未修飾のUになっていることが判明した（図3B）[10]．MELASやMERRFの原因点変異は，τm^5U修飾酵素の認識を妨げることで，タウリン修飾の欠損をもたらすと考えられた．これらの変異tRNAはコドンの認識能が低下し，タンパク質合成能とミトコンドリアの活性が低下することが明らかと

RNA修飾の変動と生命現象

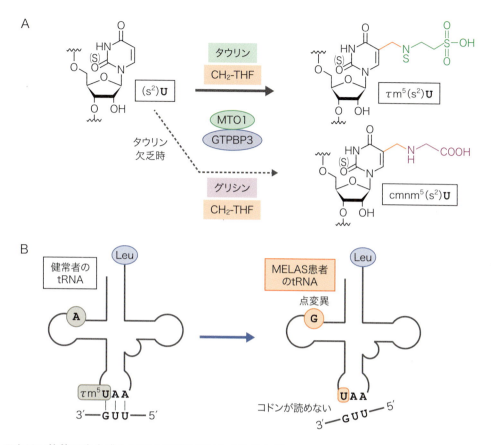

図3 タウリン修飾の生合成とMELAS変異tRNAの修飾欠損
A) タウリン修飾はタウリンとメチレン葉酸を基質として，MTO1とGTPBP3の酵素複合体により導入される．タウリン欠乏時にはグリシンを取り込みcmnm⁵Uが合成される． B) MELASの原因点変異はtRNA$^{Leu(UUR)}$遺伝子に存在し，タウリン修飾の形成を妨げる．

なっている．

これらの研究は，RNA修飾の異常が疾患の一義的な要因であることを示した世界で最初の例であり，われわれは疾患の新しいカテゴリーとしてRNA修飾病（RNA modopathy）を提唱している[11]．実際に，ヒトRNA修飾酵素の異常が原因の疾患が続々と報告されている[12]．われわれは酵母を用いた研究でMTO1とGTPBP3（MSS1）がミトコンドリアtRNAのタウリン修飾酵素であることを報告している（図3A）[13]．*MTO1*の変異は，肥大性心筋症や乳酸アシドーシスを引き起こすことが報告されている[14)15]．患者細胞は，酸素消費量の減少と呼吸鎖複合体の活性低下がみられ，ミトコンドリアの機能異常を示している．*Mto1*のノックアウトマウスはタウリン修飾の欠損を引き起こし，

ミトコンドリアタンパク質合成の異常をもたらした．また，細胞質にタンパク質の凝集体が蓄積するという興味深い表現型を示した[16]．一方で，*GTPBP3*の変異も呼吸鎖不全症を引き起こすが，*MTO1*変異と異なり，Leigh脳症様の脳疾患を伴うという特徴がある[17]．またわれわれはMTU1がτm⁵s²Uのチオ化修飾酵素であることを報告している[13]．MTU1が欠損すると，ミトコンドリアタンパク質合成能が顕著に低下するとともに，ミトコンドリアの活性が著しく低下することが明らかとなっている．また，小児性急性肝不全患者で*MTU1*遺伝子の変異が見つかっており，患者の肝臓においてミトコンドリアtRNAのチオ化修飾の著しい減少と，呼吸鎖複合体の活性低下が報告されている[18]．*Mtu1*のノックアウトマウスは胚性致死（E7.5〜8）を

特集 RNAが修飾される！

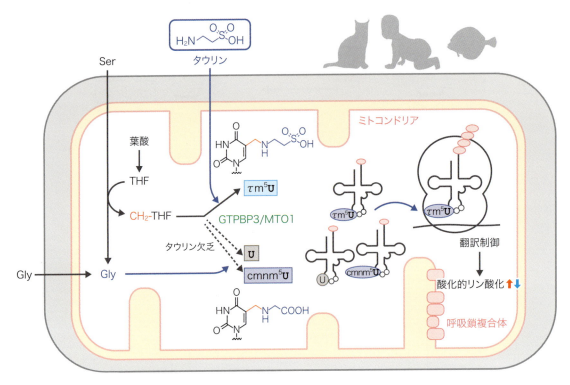

図4　タウリン欠乏時にtRNA修飾の化学構造が変化する
タウリン欠乏時にタウリン修飾率が減少し，ミトコンドリアのタンパク質合成を制御する．また，一部のtRNAにcmnm5U修飾が生じ，この異常なtRNAがコドン特異的な翻訳制御に関与する可能性がある．

示し，ミトコンドリアtRNAのチオ化修飾が発生と分化に必須の役割を担っていることが判明した[19]．さらに，*Mtu1*の肝臓特異的なコンディショナルノックアウトマウスは，血清乳酸値，GOT，GPTの増加と，アルブミン濃度の低下を示したことから，肝臓の炎症や傷害が観測された[19]．この表現型から，*MTU1*の欠損が小児性急性肝不全の直接的な原因であることが証明された．これらタウリン修飾酵素の変異がミトコンドリアの機能異常を示すという知見は，MELASやMERRFの主な原因がタウリン修飾欠損で生じることを裏付けている．

3 タウリンの欠乏とtRNA修飾の変動

われわれはさらに，タウリン修飾の基質としてタウリンとメチレンテトロヒドロ葉酸を同定した．実際に，MTO1とGTPBP3の組換えタンパク質を取得し，タウリン，メチレンテトロヒドロ葉酸，GTP，各種補酵素の存在下で，試験管内で修飾の再構成を試みたところ，tRNA上にわずか3.3％という低効率ながらτm5U修飾を導入することに成功した（**図3A**）[11]．現在，さらなる条件検討を行っており，高効率なτm5U修飾再構成系をめざしている．

主に食事から摂取するタウリンがRNA修飾の基質になっているという知見は医療関係者や食品業界からも注目されている．ネコやキツネなどの肉食系の動物はタウリンを生合成できないため，タウリンが欠乏すると失明や心筋症になることが知られている．また，ヒラメの養殖においてタウリンは必須の栄養素であることも知られている．一般にタウリンは，システインから生合成されるが，これらの動物ではこの生合成活性が低下していることから，タウリンを食餌から摂取する必要がある．ヒトを含む霊長類は，タウリンを生合成することができるが，新生児はタウリン合成能が低

いため，母乳からタウリンを摂取することが正常な発育に必須である[20]．われわれは，タウリンの欠乏がτm^{5}U修飾に影響を与える関係を調べるために，タウリン欠乏食を10カ月与え，心筋症を発症したネコの肝臓からミトコンドリアtRNAを単離し，修飾の状態を調べたところ，予想通り，τm^{5}Uの修飾率が優位に低下していた．同様に，タウリン欠乏食を2カ月与え，飼育したヒラメからミトコンドリアtRNAを単離し，修飾を調べたところ，同様にτm^{5}U修飾の低下を観測した．さらにHeLa細胞を，タウリンを欠乏した培地で培養したところ，ミトコンドリアtRNAのτm^{5}Uの修飾率が顕著に低下した（図4）[11]．ヒト細胞ではタウリンの *de novo* 合成経路が働いていると考えられるが，外界からのタウリンの供給が高い修飾率の維持に必須であることを示した．さらに興味深いことに，タウリン修飾の低下とともに，tRNAの同じ位置に5-carboxymethylaminomethyluridine（cmnm^{5}U）修飾が生じることを見出した（図3A，4）[11]．cmnm^{5}Uはバクテリア，酵母や線虫のミトコンドリアtRNAにみられる修飾であり，τm^{5}Uのタウリンの代わりにグリシンが取り込まれた構造をしている．タウリンとグリシンは化学構造的に類似していることから，タウリンが欠乏した状況でグリシンが取り込まれたものと考えられる．培地にタウリンを添加するとcmnm^{5}Uは完全に消失し，τm^{5}Uの修飾率が上昇することを確認している．この知見は，生理的な条件において，メタボライトの濃度変化により，RNA修飾の化学構造が変化することを示したはじめての例である．cmnm^{5}Uが取り込まれたtRNAがどのようにふるまい，タンパク質合成に影響を与えるか，については今後の研究を待たねばならないが，τm^{5}Uとcmnm^{5}Uは化学的な性質が大きく異なることから，修飾構造の違いによるコドン解読能へ与える影響が考えられる．今後は，タウリン欠乏症や高グリシン血症においてtRNA修飾が変化することで，翻訳に影響を与え，最終的な表現型や症状につながる可能性について探求していきたい．

おわりに

細胞のおかれた生育環境や外界からのストレスによって，遺伝子発現が転写段階で制御される．あるいはエピゲノムの変化を介して遺伝子発現がグローバルに制御されることはよく知られている．しかし，RNA修飾がダイナミックに変動し転写後過程あるいは翻訳段階において遺伝子発現が制御される機構はまだあまり解明されていない．今後もRNA修飾の変動と制御という新しい概念の確立をめざしていきたい．

謝辞
本研究は主に，Lin Huan君，宮内健常君，浅野奏さん，鈴木健夫君を中心とする研究室のメンバーの成果です．この場を借りて感謝します．

文献

1) Boccaletto P, et al：Nucleic Acids Res, 46：D303-D307, 2018
2) Frye M, et al：Nat Rev Genet, 17：365-372, 2016
3) Harcourt EM, et al：Nature, 541：339-346, 2017
4) Roundtree IA, et al：Cell, 169：1187-1200, 2017
5) Ke S, et al：Genes Dev, 31：990-1006, 2017
6) Rozov A, et al：Nat Commun, 6：7251, 2015
7) Thiaville PC, et al：RNA Biol, 11：1529-1539, 2014
8) Lin H, et al：Nat Commun, 9：1875, 2018
9) Suzuki T, et al：EMBO J, 21：6581-6589, 2002
10) Suzuki T, et al：Annu Rev Genet, 45：299-329, 2011
11) Asano K, et al：Nucleic Acids Res, 46：1565-1583, 2018
12) Torres AG, et al：Trends Mol Med, 20：306-314, 2014
13) Umeda N, et al：J Biol Chem, 280：1613-1624, 2005
14) Baruffini E, et al：Hum Mutat, 34：1501-1509, 2013
15) Ghezzi D, et al：Am J Hum Genet, 90：1079-1087, 2012
16) Fakruddin M, et al：Cell Rep, 22：482-496, 2018
17) Kopajtich R, et al：Am J Hum Genet, 95：708-720, 2014
18) Zeharia A, et al：Am J Hum Genet, 85：401-407, 2009
19) Wu Y, et al：PLoS Genet, 12：e1006355, 2016
20) Sturman JA：Physiol Rev, 73：119-147, 1993

Profile

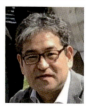

鈴木 勉：1996年に東京工業大学にて博士学位を取得後，三菱化学㈱にて医薬開発に従事した．2008年に現職に就く．RNAがもつ分子的な側面をあぶりだすことで生命現象の本質に迫るような研究を意識している．最近はプールで1マイル泳ぐことを日課にしています．

特集　RNAが修飾される！

解析法
RNA修飾の解析方法
簡易検出法から網羅的解析まで

櫻井雅之，長谷川拓巳，中山宏紀

本稿では，これまでの稿で紹介されてきたRNA修飾を中心に，特に近年解析法が発達してきた，細胞内存在量が超微量であるmRNAにおけるRNA修飾の検出・同定手法について，その基礎原理から最新の技術までを解説する．

キーワード　　RNA修飾，A-to-I RNAエディティング，m^6A

はじめに

　RNA修飾の検出は大別すると，RNA修飾を担う酵素の発現抑制または結合など分子生物学的な手法と，修飾部位の官能基の物理・化学的な性質を利用した分離・判定による手法に分類される．さらに，各RNA修飾が含まれるRNA鎖分子数が検出法の選択を大きく左右する．本稿では以下にその基本原理と代表的な検出法を解説する．

1　RNA修飾の検出法の概要とm^6A修飾検出法の例

　一般に存在量の多いtRNAやrRNAなどのRNA種については，全RNA画分からアンチセンスオリゴを利用した固相化プローブ法を用いて対象RNAを単離可能である．次いで修飾官能基に依存した溶媒相との親和性を利用した二次元薄層クロマトグラフィー（2D-TLC）による分離や，質量分析法（LC-MS）による官能基の分子量増加の検出により，化学修飾構造を同定する．さらに本特集にも執筆している鈴木らは質量分析法の高感度化を進め，全RNA画分を用いたtRNAの修飾同定技術の確立に成功している．これらは修飾の直接的な検出であるため信頼性が高く，後述の次世代シークエンスを用いた解析による修飾部位または新規RNA修飾の証明にも用いられる．

　一方，mRNAなどコピー数が超微量である場合，逆転写PCR法による増幅が必要となる[1,2]．ここで問題となるのは，RNAの修飾情報をいかに逆転写PCR後のcDNAに保持して検出可能にするかである．第一に，一部のRNA修飾に対しては特異的な抗体が市販されており，これを利用，または単離精製した修飾酵素の結合を利用した免疫沈降により目的の修飾を持つRNA集団を精製する手法がある．第二に，同定対象となるRNA修飾に特異的な化学反応（表）[2〜4]または結合タンパク質との架橋により，逆転写反応の阻害，または塩基の置換を誘導し，その情報をRNA修飾の足跡として検出する手法がある．最後に，培養細胞や個体において遺伝子欠損・発現抑制を行ったRNA画分を野生型のものと比較し，その修飾の消失・減少を解析する手法があげられる．ただし，まずは修飾を検出する必要があり，検出法そのものというより，前述の手法の信頼性を高める検証法として有用である．

　以上の検出法の代表例として，近年最も注目されているmRNAの修飾であるm^6A（N^6-メチルアデノシン，島・五十嵐の稿，Fustin・柏﨑の稿，飯田・王の

Methods and principles for detecting RNA modifications
Masayuki Sakurai/Takumi Hasegawa/Koki Nakayama：Research Institute for Biomedical Sciences, Tokyo University of Science（東京理科大学生命医科学研究所）

表　RNA修飾検出に利用される化学修飾反応

試薬	修飾	修飾特異的反応	修飾あり	修飾なし	検出法
ハイスループットシークエンシングによる検出に適用された試薬					
アクリロニトリル	イノシン（I）	Nアルキル化	逆転写反応停止	通常のcDNA合成	シークエンシング
N-cyclohexyl-N′-β-(4-methylmorpholinium) ethylcarbodiimide p-tosylate（CMCT）	シュードウリジン（Ψ）	Nアシル化	逆転写反応停止	通常のcDNA合成	シークエンシング
重亜硫酸ナトリウム（bisulfite）	m^5C	脱アミノ化	cDNAでCのまま	cDNAでTに変換	シークエンシング
メチルチオ硫酸塩ビオチン（MTSビオチン）	s^4U	ビオチン化	選択的プルダウン	回収されない	シークエンシング
$NaIO_4$	2′O-メチル	酸化的開裂阻害	3′末端露出＆保護による濃縮	3′末端からのヌクレオシド除去	シークエンシング
ハイスループットシークエンシングによる検出にまだ適用されていない試薬					
酸	ワイブトシン（yW）	脱プリン反応	アニリンによる鎖切断（AICS）	切断なし	逆転写反応停止
水素化ホウ素ナトリウム	m^7G	脱プリン反応	アニリンによる鎖切断（AICS）	切断なし	逆転写反応停止
アルカリ処理	ジヒドロウリジン（D）	細胞周期開始	アニリンによる鎖切断（AICS）	切断なし	逆転写反応停止
ヒドラジン	m^3C	求核付加反応	アニリンによる鎖切断（AICS）	切断なし	逆転写反応停止
イソチオシアン酸塩類やNHS類	第一級アミン（Q，acp^3U）	Nアルキル化	蛍光標識等	標識なし	標識検出
ヨード／ブロモアセトアミド化合物	チオール化ヌクレオチド（s^2U, s^4U含む）	Sアルキル化	吸光波長変化	吸光波長変化なし	吸光測定
メチルビニル硫酸塩	シュードウリジン（Ψ）	Nアルキル化	分子量増加	分子量変化なし	質量分析法
アクリロニトリル	シュードウリジン（Ψ）	Nアルキル化	分子量増加	分子量変化なし	質量分析法
N-acryloyl-3-aminophenylboronic acid（APB）	キューオシン（Q）	キレートとの親和性	移動度減少（ゲルシフト）	通常の移動度	電気泳動
Acrylo-aminophenylmercuric chloride（APM）	チオール化ヌクレオチド（s^2U, s^4U含む）	水銀と硫黄の親和性	移動度減少（ゲルシフト）	通常の移動度	電気泳動

稿，上田・辻川の稿，宮田らの稿）について図1に概略をまとめた[1)2)]．

2　mRNAで最も部位数の多い修飾：イノシンの検出法

現在，最も部位数が多く報告されているmRNAの修飾はイノシンである．イノシンは，二本鎖構造を形成したRNA中のアデノシン（A）がADAR（adenosine deaminase acting on RNA）とよばれる酵素により脱アミノ化を受ける修飾である（**概論，鈴木の稿，福田の稿**）．イノシンは塩基対形成能がグアノシン（G）と似ておりシチジン（C）と対合する．最もシンプルな手法としては，逆転写PCRの過程でイノシンがGに置換されることを利用して，ゲノム配列でA，RNA由来cDNAでGとなる部位を比較検出することである．しかしこの手法でイノシンとされていた部位には，実際は一塩基多型の混在とPCRやシークエンス・ゲノム

特集　RNAが修飾される！

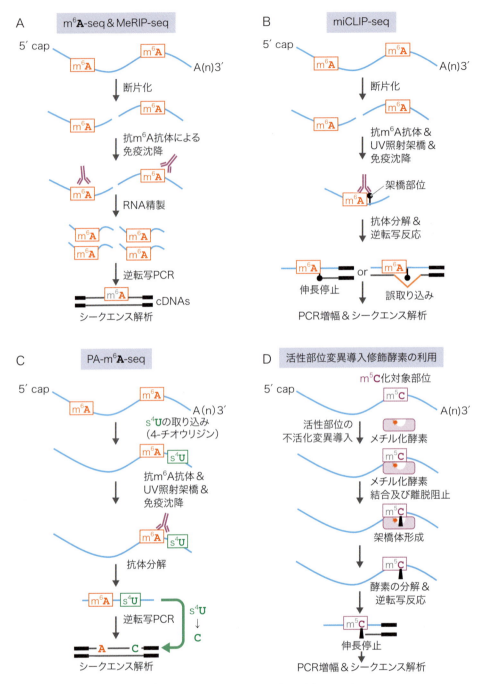

図1　抗体とタンパク質を用いた修飾塩基同定法（m⁶Aとm⁵Cを例として）

A) m⁶A-seq & MeRIP-seq：m⁶Aを含むRNAを抗m⁶A抗体を用いた免疫沈降により選別的に回収してそのcDNAの配列解析をする．簡便だが抗体の特異性に精度が依存し，m⁶A化酵素の発現抑制画分との比較解析とともに用いられる手法である．
B) miCLIP-seq：前述手法で抗m⁶A抗体とUV架橋した後に免疫沈降を行う．この架橋部分で逆転写が停止することを利用してm⁶A部位を同定する．C) PA-m⁶A-seq：細胞培養時にs⁴Uを加えて，Uの代わりにRNAに取り込ませる．抗m⁶A抗体結合時にs⁴UをUV架橋して免疫沈降を行い，配列解析を行う．逆転写PCR過程で，s⁴UはCへと置換され判別可能であるため，s⁴U添加有無間の配列比較により，精度の高いm⁶A部位同定が可能．D) 以上の手法とは異なり抗体ではなく，活性部位に変異を導入した修飾酵素を用いて対象部位からの離脱を阻害し，架橋部分で逆転写が停止することを利用してm⁵C部位を同定する．

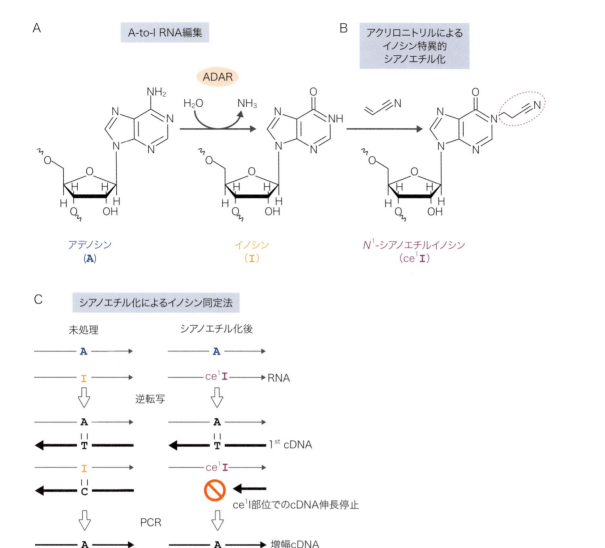

図2 イノシンの化学修飾検出法（ICE法：Inosine Chemical Erasing）
A）ADARによるA-to-I RNA編集機構，B）アクリロニトリルによるイノシン特異的シアノエチル化とC）シークエンス解析に応用した微量RNA鎖中のイノシン同定法．

マッピング過程のエラーによる偽陽性部位が非常に多く（精度30〜60％）含まれていることが判明し，同定精度の信頼性には問題があった．そこでわれわれのグループではイノシンの化学的な特性を利用した，アクリロニトリルによるイノシン特異的なシアノエチル基付加反応によるN^1-シアノエチルイノシン生成手法を確立した（図2）[5)6)]．これによりイノシン部位では逆転写過程でCとの塩基対形成が阻害されるため，cDNA伸長は停止し，短鎖cDNAとなる（図2）．結果，PCR増幅後のcDNA中にはイノシンを繁栄したGを持つものが含まれない．すなわち，シアノエチル化処理無しの条件で検出されるGが，処理後に消失してAのみ検出されることが真にイノシンであることの化学的な証明となる（図2）．次世代シークエンスへの応

用も含み,われわれはヒト脳のトランスクリプトームにおけるおよそ3万カ所のイノシン部位の網羅的同定に成功した[5)6)].その精度は97%と既存の技術では最も高く,現時点で最も信頼性の高いイノシン同定技術として活用されている[1)2)].

おわりに

"われわれが想像する以上に,mRNAは修飾塩基で賑やかに飾られているかもしれない".これは2009年にある総説で筆者が述べたくくり文句であった[7).そして今,研究者の努力と技術の発達により,これが「エピトランスクリプトミクス」分野として確立された.本稿では省略したが他の新規mRNA修飾であるシュードウリジン(Ψ)やm^{5}C,2′-O-メチル基などの検出技術も開発されている(表)[2)~4)].さらに最近ではナノポアシークエンス法が開発されており[8)],この機器では一分子のRNA鎖を増幅なしで直接配列解析できる.基本原理としてはRNAがナノスケール孔を通過する際の抵抗値から塩基配列を解析する原理である.RNA修飾についてはいまだ開発段階ではあるが,抵抗値パターンの蓄積と参照抵抗値の比較により今後の精度向上と適用範囲の拡大が期待されている技術である.今後はこれら多種多様なRNA修飾の意義および疾患との関連,また修飾間の相互作用の解析がさらにさかんになることが想定され,AIを活用したバイオインフォマティクスの発達と,異分野融合協力研究による発展が期待される.

文献

1) Li X, et al : Nat Methods, 14 : 23-31, 2016
2) Helm M & Motorin Y : Nat Rev Genet, 18 : 275-291, 2017
3) Heiss M & Kellner S : RNA Biol, 14 : 1166-1174, 2017
4) Dai Q, et al : Nat Methods, 14 : 695-698, 2017
5) Sakurai M, et al : Nat Chem Biol, 6 : 733-740, 2010
6) Sakurai M, et al : Genome Res, 24 : 522-534, 2014
7) 櫻井雅之,他:蛋白質核酸酵素,54:2086-2091, 2009
8)「ナノポアシークエンサーが研究の常識を変える」(荒川和晴/企画),実験医学 Vol.36 No.1, 2018

Profile 著者プロフィール

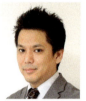

櫻井雅之:2006年東京大学大学院新領域創成科学研究科博士課程修了.同年JBIC機能性RNAプロジェクト研究員,'10年より米国ウィスター癌研究所スタッフサイエンティスト,リサーチアシスタントプロフェッサー.'18年より東京理科大学生命医科学研究所分子病態学研究部門講師,櫻井研究室を始動中.
E-mail:msakurai@rs.tus.ac.jp, URL:http://www.ribs.tus.ac.jp/index.php/institute/labforres/sakurailab/

長谷川拓巳:2018年東京理科大学薬学部生命創薬科学科学士課程修了.同大学の生命科学専攻修士生として櫻井研究室に所属.

中山宏紀:2018年東京理科大学理工学部先端化学科学士4年に在籍し,同大学の生命科学専攻の櫻井研究室に所属.

特集　RNAが修飾される！

RNAメチル化によるSAM代謝制御

島　弘季，五十嵐和彦

RNA転写後調節は，遺伝子発現を必要に応じて迅速に変動させるのに寄与し，これに機能するRNA修飾としてN^6-メチルアデノシン（m⁶A）が知られている．S-アデノシルメチオニン（SAM）はメチル基ドナーとして重要な代謝物であり，SAMの恒常性を維持するために，SAMを生産するMAT2Aの発現は細胞内SAM量に応じて調節される．このフィードバックは，*MAT2A* mRNAの安定性がSAM応答的に制御される転写後調節によるものであり，そのメカニズムには3′非翻訳領域（UTR）中のステム-ループ構造と，そのループ部を修飾するm⁶Aライター METTL16 が関与する．

> **キーワード**　N6-メチルアデノシン，S-アデノシルメチオニン，mRNA転写後調節，MAT2A，METTL16

はじめに

　細胞内mRNA量の制御には，pre-mRNAを合成する転写の段階の調節だけでなく，pre-mRNAスプライシング，成熟mRNAの核外輸送，mRNAからタンパク質への翻訳，および不要mRNAの分解といった，転写後のプロセスでの調節機構も重要である．真核生物のmRNA転写後調節の鍵の一つとして，最も豊富なRNA修飾として知られるm⁶Aが注目を集めている．近年，哺乳類細胞において数千に及ぶmRNAがm⁶Aによって制御されることが示されたのを端緒として，m⁶Aが前述の転写後調節の各段階に関与する例が次々と示され，現在ではm⁶Aを介したmRNA転写後調節は遺伝子発現制御の一端を担う機構であると認識されるに至った[1)2)]．

　mRNA転写後調節の意義の一つは，必要に応じて遺伝子発現をすみやかに変化させるのに寄与することとされる．例えば，重要な代謝物の量に応答して，その代謝物の合成酵素の発現を転写後調節するフィードバック機構は，細胞内の恒常性維持に役立つと考えられる．本稿では，細胞にとって必須の代謝物であるSAMを合成する酵素の発現が，m⁶Aを介したmRNA転写後調節によってフィードバック制御されることで細胞内SAM恒常性を維持する機構について，最近明らかにされた知見を取り上げる[3)4)]．

1　MAT発現制御の重要性

　SAMは，メチル化においてメチル基転移酵素がメチル基供与体として利用する代謝物である．DNAやヒストンのメチル化は転写制御の中心の一つであるから，SAMはアセチル基の供与体であるアセチルCo-Aとともにエピジェネティック制御の中心となる代謝物であるといえる[5)]．またメチル化は脂質代謝にも重要であるほか，SAM自体が多くの細胞で必須とされる生理活性物質ポリアミンの合成にも用いられることからも，SAM量不足が細胞にとって望ましくないことであるのは想像に難くない．反対に，過剰なSAM生産は基質となるATPなどのリソースの無駄であるだけでなく，反応性の高い物質であるSAMが有害な化学反応を起こす

Regulation of SAM synthesis through RNA methylation
Hiroki Shima/Kazuhiko Igarashi：Department of Biochemistry, Tohoku University Graduate School of Medicine（東北大学大学院医学系研究科生物化学分野）

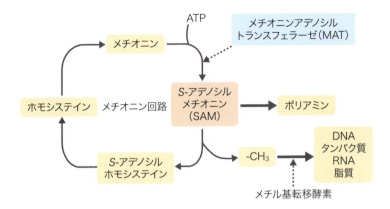

図1 SAMおよびMATが関わる経路
MATによってメチオニンとATPから生産されたSAMは，各種メチル基転移酵素が触媒する細胞内メチル化反応においてメチル基供与体として利用される．またSAMは生理活性物質ポリアミンの合成にも用いられる．

おそれもあり，細菌を用いた実験ではSAMの変異原性も示唆されている．ゆえに，細胞内SAMを過不足なく維持することは，細胞の生存にとって重要な課題であると考えられる．

SAMはATPとメチオニンから合成され，これを触媒するのがメチオニンアデノシルトランスフェラーゼ（MAT）と総称される酵素で，すべての生物種で機能する（図1）．細胞内SAM量を維持する方法の一つは，MATの発現をSAM量に応じて制御することである．そのようなフィードバック制御は，細菌においては以前から知られていた．大腸菌では，SAMに結合するリプレッサーがMATの転写を制御する[6]．また乳酸菌の場合は，MATのmRNAの翻訳開始コドン上流にS_{MK} boxとよばれるSAM結合リボスイッチがあり，ここにSAMが結合すると翻訳が抑制される[7]．これらの例では，SAMはコファクターとして直接的にMATの発現制御にかかわっている．

2 MAT2A mRNA安定性のフィードバック調節

ヒトやマウスでは複数のMATアイソザイムが存在し，正常な肝臓ではMAT1Aタンパク質の多量体であるMAT ⅠおよびMAT Ⅲが働くが，それ以外の臓器で機能するのはMAT Ⅱであり，質量44 kDaのMAT2Aを触媒サブユニットとする．細胞中のMAT2A mRNA量は細胞内SAM量に応じて変動する．培地中のメチオニン濃度を低下させたとき，あるいはMAT活性阻害剤であるシクロロイシンの処理により細胞内SAMが枯渇すると，MAT2A mRNA量は上昇し，反対に培地にSAMを添加するとmRNA量は低下する[8]．このことから，MAT2Aの発現は細胞内SAM量に応じてフィードバック制御されていることが示唆された．このMAT2A発現量の変動にmRNA転写後調節がかかわっていることは，転写阻害剤アクチノマイシンDによってmRNAの新規合成を停止させた後のmRNA量の減衰を，メチオニン枯渇やシクロロイシン処理あるいはSAM添加の条件下で比べることで示された．MAT2AのmRNAは，細胞内SAM量が低下すると安定化され，反対にSAMが過剰な条件では不安定化されることが示された[9]〜[11]．

3 3´UTRが MAT2A mRNA安定性調節の鍵である

一般的に，3´UTRはRNA結合タンパク質やmiRNAなどの標的となる配列を含み，mRNA転写後調節に重要な役割を果たすと考えられている．3´UTRの遺伝子発現への関与は，レポーター遺伝子の下流に3´UTRを挿入したプラスミドを用いてレポーターアッセイを行うことで検討された[9][10]．われわれはHeLa細胞を用いたアッセイの結果，シクロロイシン処理による細胞内SAM量の低下に応じてレポーターの発現が上昇す

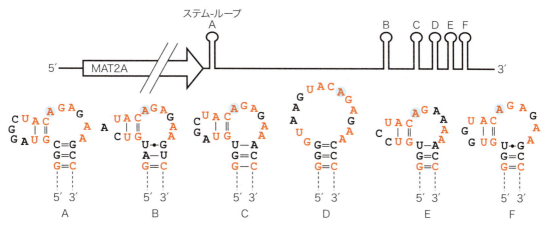

A	GGCGUAGGUUACAGAGAAGCC
B	GAUAUACAGAGAAGUC
C	GGUGUAGCUACAGAGAAACC
D	GGGGUAUGGCGUAAGUACAGAGAAGCC
E	GGUGUCCUACAGAAAACC
F	GGUGUGGUACAGAGAAGCC

図2 MAT2A mRNA 3′UTRのステム-ループ構造
ヒト，マウスMAT2Aの3′UTRには，ステム-ループ構造をとる6カ所の領域がある（上）．このステム-ループ領域は哺乳類のMAT2Aオルソログ間で保存されており，ステム-ループ間でも配列に相同性がある．（中，下，文献12をもとに作成）

ることを見出した．このことから，SAM量応答的なMAT2A発現変動は，mRNAの3′UTRを標的とした転写後調節によるものと考えられた．

MAT2A mRNAの3′UTRは，興味深い特徴をもつことが知られていた．2011年Parkerらは，脊椎動物のRNA中に保存された機能的エレメントの探索を行った[12]．その結果，MAT2Aオルソログの3′UTRには，ステム-ループ構造をとるエレメントが停止コドン直後に1つ，後半領域に5つ存在することを見出し，それらがMAT2A mRNA転写後調節のシス因子である可能性を提唱した（図2）．また彼らは，ステム-ループがリボスイッチ※として機能する可能性を検討したが，SAMはステム-ループの構造変化を起こさなかったことから，ステム-ループはSAM応答的に機能するトランス因子の結合エレメントではないかと予測した．

> ※ **リボスイッチ**
> 細菌，菌類および植物で知られている，mRNA中の発現調節領域．mRNAの一部分（5′UTRに位置することが多い）が特定の代謝産物と結合して立体構造を変化し，そのmRNA自身の転写や翻訳に作用することで，その代謝産物の量に応じて，タンパク質を介さずに遺伝子発現のオン・オフを切り替えるスイッチとして働く．

4 第二のm6Aライターによる3′UTRのm6A修飾

2012年，MeyerらおよびDominissiniらは，抗m⁶A抗体によるRNA免疫沈降と次世代シークエンスを組合わせてm⁶Aを含むmRNAを網羅的に同定し，これがm⁶A研究のブレークスルーとなった[11)13)]．この2報や後続の解析結果のなかには，MAT2A mRNAがm⁶A修飾を含むmRNAとしてリストされていた．そこでわれわれは，MAT2A mRNAの転写後調節とm⁶Aの関係を調べるために，HeLa細胞およびマウス形質細胞株X63/0のRNAを用いた抗m⁶A免疫沈降と定量PCRを行った．その結果，MAT2Aの3′UTRの後半あるいは末端近くの領域にあるm⁶Aが細胞内SAM量に応じて増減することがわかり，この領域のm⁶AがMAT2A mRNAの転写後調節の鍵となっている可能性が示唆された．

最近まで，RNA m⁶Aのメチルトランスフェラーゼ（m⁶Aライター）としてはMETTL3タンパク質のみが知られていた．METTL3欠失によりmRNA中のm⁶Aの大半が消失すること[9)]，またMETTL3の結合コンセンサス配列とm⁶A修飾部位のコンセンサス配列との一致[14)]などから，m⁶Aの大部分はMETTL3が担っていると考えられている．ところが，MAT2Aの3′UTRの

特集　RNAが修飾される！

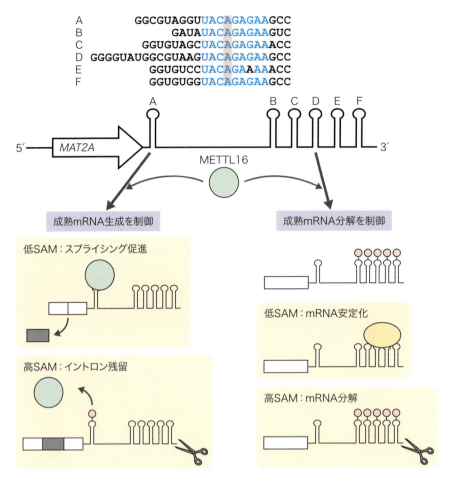

図3　MAT2A mRNA 3′UTRのメチル化を介したMAT2A発現調節
METTL16によってメチル化されるステム-ループのアデノシン部位（上）．細胞内SAM量に応じてMAT2A mRNA量が制御される2つのモデル（下）．METTL16と最上流に位置するステム-ループがSAM量に応じて最終イントロンのスプライシングを制御するモデル（左）．METTL16によってメチル化された下流領域のステム-ループがmRNAの安定性を制御するモデル（右）．

m^6Aライターは，これまで機能未知であったMETTL16タンパク質であった[3)4)]．METTL16をノックダウンした細胞では，SAM量応答的なMAT2A mRNA量の変動がみられなくなる．METTL16は，大腸菌の23S rRNA中のアデノシン部位をメチル化するRlmFタンパク質に相同性がある．METTL16は，MAT2Aのほかに U6 snRNAも標的とすることが示され[3)15)]，第二のm^6Aライターとして認識されるようになった．

われわれはMAT2A 3′UTRのいくつかの領域を合成しMETTL16による in vitro メチル化アッセイと質量分析を行い，6カ所のアデノシンを標的部位として同定した（図2, 3）．これらの部位は，先述の6つのステム-ループのうち，それぞれのループ部に位置しており，Parkerらの予測の通りステム-ループがMAT2A mRNAの転写後調節において重要な機能を有していることが確かめられた．

5　MAT2A mRNA転写後調節の2つのモデル

MAT2A 3′UTRのステム-ループのm^6AがmRNA転写後調節に関与するメカニズムには，2つの可能性が考えられている（図3）．一つは，Pelndletonらによるスプライシング制御モデルである[3)]．彼らは，ヒト胎児由来腎臓上皮由来293細胞においてMAT2Aの最

終イントロン残留がSAM応答的に変動することに着目した．このモデルでは，SAM枯渇時にMETTL16が6個のステム-ループのうち最上流のものに停留することで最終イントロンの除去が促進され，SAM存在下ではMETTL16はステム-ループをメチル化してすみやかに解離するため，イントロン残留が起こり，mRNAが分解される．このモデルの優れた点は，mRNA安定化と不安定化の分岐をMETTL16のみで設定できるところである．

一方でわれわれの研究の結果では，マウス形質細胞株X63/0ではSAM量にかかわらず*MAT2A*の最終イントロン残留がみられないこと，イントロンを有しないレポーターを用いた3′UTRレポーターアッセイにおいても，レポーター発現はSAM量に応答的であること，またこの変動には，6カ所のm^6A部位のうち下流側のものも関与する，などの点で相違があることから，われわれは，下流側のステム-ループが関与し，スプライシングを介さない別の経路があると予想している．METTL16ノックダウン細胞ではSAM応答的な*MAT2A* mRNAの増加と減少の両方が消失することから，われわれのモデルではメチル化された下流側のステム-ループに結合する因子があり，これがSAM応答的にmRNAの運命を決定するのではないかと考えている．6個のステム-ループのうち最上流の一つは開始コドン直後に位置するのに対し，5つは3′UTRの後半部に集中していることも，ステム-ループの機能分担を推察させる．おそらく，最上流のm^6Aは核内でpre-mRNAのスプライシングに関与するのに対し，その他のものは細胞質における成熟mRNAの分解に関わっており，どちらのメカニズムが優勢であるかは，細胞の種類ごとに違っているのではないだろうか．

おわりに

このように，哺乳類細胞でのSAM応答的なMAT発現のフィードバック制御の本質は，細胞内SAM量がMETTL16によるRNAメチル化を介して*MAT2A* mRNAを転写後調節することであると示された．現在の知見に加えて，どのように細胞内SAM量が検知・伝達され，このシステムが制御されるのかを明らかにす

ることは，m^6AによるmRNA転写後調節メカニズムの理解の大きな進展となるであろう．

また，このシステムは先述の細菌類のMAT発現制御に比べ複雑なシステムにみえる．高等生物では組織や細胞，あるいは分化段階ごとに最適なSAM量が異なっていて，そのために求められるMAT発現制御の柔軟性に寄与するのかもしれない．われわれは以前に，MAT2Aタンパク質が転写因子と相互作用し，ヒストンメチル化制御因子の一員としての役割を担っていることを明らかにした[10]．このことは，MAT2Aタンパク質自体がエピジェネティクスにおいて不可欠な存在であることを示し，したがってMAT2Aが遺伝子発現パターン変動の必要に応じてさまざまな制御の対象となることを予期させる．そのような制御のなかで，今回明らかになったmRNA転写後調節のメカニズムがどのように位置づけられるのかも，きわめて興味深い問題である．

文献

1) Knuckles P & Bühler M：FEBS Lett, 592：2845-2859, 2018
2) Yang Y, et al：Cell Res, 28：616-624, 2018
3) Pendleton KE, et al：Cell, 169：824-835.e14, 2017
4) Shima H, et al：Cell Rep, 21：3354-3363, 2017
5) Su X, et al：Curr Opin Chem Biol, 30：52-60, 2016
6) LaMonte BL & Hughes JA：Microbiology, 152：1451-1459, 2006
7) Fuchs RT, et al：Nat Struct Mol Biol, 13：226-233, 2006
8) Vázquez-Chantada M, et al：Gastroenterology, 138：1943-1953, 2010
9) Geula S, et al：Science, 347：1002-1006, 2015
10) Katoh Y, et al：Mol Cell, 41：554-566, 2011
11) Meyer KD, et al：Cell, 149：1635-1646, 2012
12) Parker BJ, et al：Genome Res, 21：1929-1943, 2011
13) Dominissini D, et al：Nature, 485：201-206, 2012
14) Liu J, et al：Nat Chem Biol, 10：93-95, 2014
15) Warda AS, et al：EMBO Rep, 18：2004-2014, 2017

Profile

筆頭著者プロフィール

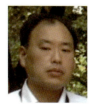

島　弘季：1997年大阪大学理学部卒業．'99年大阪大学大学院理学研究科博士前期課程修了．2002年大阪大学大学院理学研究科博士後期課程単位取得退学．'06年より広島大学原爆放射線医科学研究所細胞再生学研究分野研究員．'12年より現職．エピゲノム制御において重要な代謝物であるS-アデノシルメチオニンの恒常性維持のための転写後調節メカニズムを明らかにしたいと考えている．

特集　RNAが修飾される！

RNAのメチル化による概日リズム制御

Fustin Jean-Michel，柏﨑安男

mRNA中のアデノシンのN^6メチル化は，細胞分化と発生にきわめて重要な働きをする．しかしなぜ成体組織においても約30％のトランスクリプトームが依然としてメチル化されているのかは不明である．われわれは，概日リズムに関与することが知られているカゼインキナーゼ1デルタ（CK1δ）遺伝子から組織特異的な選択的スプライシングによって生成される2つのアイソフォームの翻訳が，3′非翻訳領域（UTR）のアデノシンのN^6位メチル化によって抑制されていることについて明らかにした．

| キーワード | m^6A，CK1d，RNAメチル化，体内時計 |

はじめに

リボ核酸（RNA）のメチル化の研究は，1950年代後半に多数のメチル化ヌクレオチドが細菌の翻訳中のトランスファーRNA（tRNA）とリボソームRNA（rRNA）でみいだされたことに遡る．その後，真核生物ではrRNAとtRNAのメチル化が細菌より頻繁に起こっていることが明らかになった．

一方，メッセンジャーRNA（mRNA）については，その精製方法が確立していなかったため長きにわたって「元来メチル化されることのない分子種」と考えられていた．mRNAがポリアデニル化されていることがわかり，オリゴdTを使って精製できるようになると，メチル化の状況およびプロセッシングにおける役割を調べることが可能になった．mRNAの5′末端のキャップ構造において，7-メチルグアノシンとそれに続く2つのヌクレオチド残基で2′-O-メチルリボースが同定された．しかし最も多い分子種はN^6-メチルアデノシン（m^6A）と5-メチルシチジン（m^5C）であった[1]．

抗m^6A抗体を使った免疫沈降ができるようになると，次世代RNAシークエンシング解析と組合わせてm^6Aの研究は劇的に進んだ．まず，mRNAの約30％でm^6Aが見出され，それがマウスおよびヒトmRNAでは長い内部エキソンと3′-UTRに多く存在することが確認された[2,3]．ここ数年でm^6Aが哺乳動物の細胞分化と発生に不可欠であることが明らかになった[4]．さらにm^6AがmRNAのスプライシング，分解，翻訳に関与することが分子レベルで明らかにされ，ヒストンと同様にメチル化が動的に変動する，つまり，転写されてから分解されるまでの間に何度もm^6Aが書き込まれたり消されたりすることが報告された．しかしながら，最近，m^6Aに関する多くの重要な知見に対し疑問が呈せられるようになった[5]．確かにm^6Aが，転写物ごとに固有の役割をもち，そのメチル化の制御がなされているかもしれない．しかしほとんどのm^6AはmRNA前駆体のプロセシング時に書き込まれ，それが分解されるまで残っていた．つまり大部分はmRNAのターンオーバーと翻訳に関与しているというわけである[5]．

Control of circadian rhythms by RNA methylation
Jean-Michel Fustin[1]/Yasuo Kashiwazaki[2]：Global Research Promotion Unit, Graduate School of Pharmaceutical Sciences, Kyoto University[1]/Kyoto University Research Administration Office[2]（京都大学大学院薬学研究科グローバル研究推進ユニット[1]/京都大学学術研究支援室[2]）

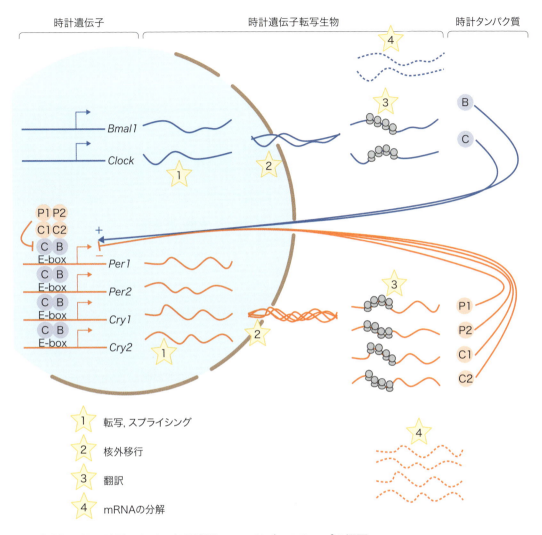

図1 哺乳類の概日時計における転写翻訳フィードバックループの概要
*Bmal1*と*Clock*遺伝子は，*Per*と*Cry*遺伝子をはじめE-boxをプロモーター領域にもつ多くの遺伝子の転写活性因子をコードしている．また，*Per*と*Cry*遺伝子はCLOCK/BMAL1による転写誘導を阻害する複合体の重要な構成因子をコードしている．この図では，時計機能上重要なmRNAレベルを調節するイベントを星印で表示している．これらはいずれもm^6Aで制御される可能性がある．

mRNAのm^6Aメチル基転移酵素は，それぞれ*Mettl3*と*Mettl14*遺伝子によってコードされる2つのサブユニットから構成されている．機能発現にはこのサブユニットがヘテロダイマーを形成することが必須で，METTL3サブユニットが酵素活性のコアとなっている[6]．*Mettl14*遺伝子を脳に限定して破壊しても胎生致死となるため[7]，成体動物におけるm^6Aの生理的機能については，細胞分化で必要であること以外不明なままである．METTL3は成体組織でユビキタスに発現しているが，胚発生期に比べるとそのレベルは低くなっている．このことからいくつかの疑問が生じる．組織中のどの細胞がMETTL3を発現しているのか？つまり，組織幹細胞のみがMETTL3を発現しているのか，あるいは成熟分化した細胞でも，その機能上必要なため発現しているのか？脳，肝臓，腎臓といった成体組織でm^6Aが高レベルに検出されるという報告があるが[2,3]，

特集　RNAが修飾される！

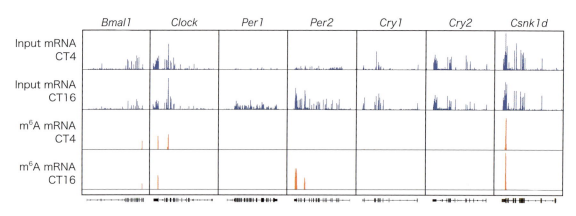

図2　時計遺伝子転写物の発現とm⁶Aのレベル（ゲノムブラウザーを用いた表示）
マウス肝臓のmRNA量とm⁶AレベルをPer2発現が低い時点と高い時点で次世代RNAシークエンシング解析にて測定した．この2点は，概日時間（CT）0時間（CT0），12時間（CT12）をそれぞれ休息期，活動期の開始時点として，CT4時間（CT4）と16時間（CT16）である．"Input mRNA"は総mRNAを，"m⁶A mRNA"は抗m⁶A抗体を用いた免疫沈降物を解析したもので，有意なピークのみを示している．Input mRNAの図において，CT4とCT16での遺伝子発現量の違いがわかるように，すべての遺伝子においてY軸のスケールを揃えている．同様にm⁶A mRNAでも両時点のY軸スケールは同じである．Per2はその発現が高いCT16でのみ有意なメチル化が認められた．一方Ck1δ（Csnk1δ）mRNAのメチル化レベルは，ここで示すどの転写物よりも高くなっている．文献10をもとに作成．

検出されたm⁶Aのソースとなっている細胞はどれかについては依然として明らかにはなっていない．

1　m⁶Aは概日リズムのペースメーカー

2013年にわれわれはm⁶Aが生物時計に決定的な役割を果たしているという先駆的な研究成果を報告した[8]．METTL3の発現をRNAiで抑えることでN⁶−アデノシンのメチル化を抑制すると，通常24時間周期で時を刻む生物時計が顕著に遅くなり，30時間程度の周期で刻むようになったのだ．概日時計とよばれる生物時計は，哺乳類では時計遺伝子が他の遺伝子だけでなく自己の発現も制御するという，転写翻訳フィードバックループ（transcription-translation feedback loop：TTFL）に基づいている[9]（図1）．TTFLのなかで転写を正に制御する中心的なループに，転写調節因子CLOCKとBMAL1がある．これらはヘテロダイマーを形成して，E-boxとよばれるシスエレメントCACGTG/Tをプロモーター領域に有する遺伝子の転写を活性化する．重要な制御標的遺伝子はPer1，Per2，Cry1，Cry2の4つの時計遺伝子で，それら自身も転写調節因子である．これらの時計遺伝子産物は他の多くのタンパク質とともに複合体を形成し，核内へ移行してCLOCK/BMAL1複合体の活性を抑制して結果的に自己の発現を減少させる．この負の転写調節複合体中の時計タンパク質の安定性はリン酸化で厳密に制御されており，PERやCRYタンパク質が一定のレベル以下に下がるとその遺伝子の転写が再開されて新たな周期に入る．その結果発現量が振動する．時計の1周期，つまり時計遺伝子発現の振動周期は，約24時間である．

このことから，なぜm⁶Aが概日時計に重要か，簡単に説明すると次のようになる．メチル化が起こらないとRNAのプロセッシングの重要なステップが遅れたり，時計タンパク質をコードしているmRNAが安定になったりする．そうすると，時計遺伝子発現の振動が遅くなり，それとともに時計の周期が遅くなるのだ．しかしこれは振動している時計遺伝子の転写産物自身がメチル化されているときに限っていえることである．われわれはマウス肝臓中の時計関連遺伝子の転写産物におけるm⁶Aレベルを調べた．肝臓を使ったのはm⁶Aレベルが高いからである．その結果，発現が振動する多くの時計遺伝子転写産物で予想通りかなりの量のm⁶Aがみいだされた．しかし発現が振動するすべての時計遺伝子で認められたわけではなかった[10]．時計遺

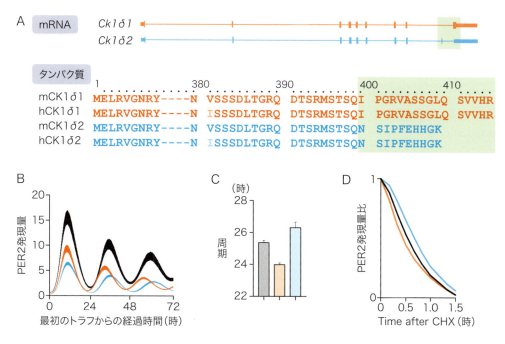

図3　CK1δの拮抗的な2つのアイソフォーム
A) 2つの*Ck1δ*転写産物とタンパク質の構造．2つのCK1δアイソフォームのアミノ酸配列は，それぞれマウスとヒトでほとんど完全に保存されており，380番目のアミノ酸残基のみ置換されている．CK1δ1とCK1δ2のC末端側はマウスとヒトで100％一致している．B, C) CK1δ1とCK1δ2の過剰発現の振動周期への影響．マウス胎仔線維芽細胞でCK1δ1を過剰発現させると周期が短く，CK1δ2を過剰発現すると長くなった．D) PER2安定性に対するCK1δ1とCK1δ2過剰発現の相反する効果．CK1δ1とCK1δ2の過剰発現によって生じる振動周期の違いは，PER2の安定性に対する相反する効果に由来する．cycloheximide (CHX)．文献10をもとに作成．

伝子転写産物は1日のうちで発現が変動することから，*Per2*の転写産物発現レベルが最低と最高になる時点を選んでこの解析を行った．*Per2*については，そのレベルが高い時点でメチル化が検出されたが，*Per1*，*Cry1*と*Cry2*転写産物のメチル化についてはいずれの時点でも有意なレベルでは検出できなかった．しかしもっと驚くべきことがあった．発現量が比較的一定している，ある遺伝子の転写産物で，*Per1/2*，*Cry1/2*，*Bmal1*，*Clock*と比べメチル化レベルが高かったのだ（図2）．われわれは*Per1*と*Per2*のように発現量が周期的に変動する転写産物でメチル化レベルが最も高くなるであろうと予測していたため，この結果にたいへん驚いた．

2　m⁶Aが制御するCK1δ

最も高レベルでメチル化されていたのはカゼインキナーゼ1デルタ（*Ck1δ*）転写産物であった．この遺伝子はリン酸化によってPER2タンパク質の安定性を制御する重要なキナーゼをコードしている．CK1δはその変異により概日リズム異常疾患である家族性睡眠相前進症候群（familial advanced sleep phase syndrome：FASPS）を引き起こすことから，ヒトの概日リズムにおいて重要な因子と考えらていた．この疾患は入眠時間と覚醒時間が大幅に早くなる，つまり周期が短くなる疾患で，偏頭痛を伴う．われわれはm⁶AがCK1δの発現を抑制することを発見した[10]．N⁶-アデノシンのメチル化を阻害するとCK1δの翻訳が亢進したのである．これもまた予期せぬ知見であった．なぜなら，N⁶-アデノシンのメチル化を阻害すると周期が

長くなる一方，以前の研究ではいずれもCK1δを高発現すると周期が短くなるという結果だったからである．CK1δの発現量が高くなるとPER2のリン酸化が亢進し，分解が促進される．その結果時計が早くなるのである．では一体，N^6-アデノシンのメチル化阻害による長周期化とCK1δ量の増加とはどのように説明されるのであろうか．

われわれはN^6-アデノシンのメチル化阻害によってCK1δ1とCK1δ2の2つのCK1δ分子種が増加することを見出した．CK1δ1は415アミノ酸残基からなる古典的なアイソフォーム，一方CK1δ2は409アミノ酸残基からなる新たなアイソフォームで[10]，マウスとヒトでよく保存されている．この2つのアイソフォームは，*Csnk1d*遺伝子転写産物の選択的スプライシングによって生じる，異なる*Ck1δ* mRNAによってそれぞれコードされている（図3A）．興味深いことに*Ck1δ1*か*Ck1δ2*のどちらのmRNAをより多く生成するかは組織によって異なっている．CK1δ1は脳で多く，CK1δ2は肝臓，膵臓，肺で多い．CK1δ2の機能は知られていなかったため，われわれはこの2つのアイソフォームの概日時計調節におけるそれぞれの役割について研究した．その結果CK1δ1が時計を早め，CK1δ2が遅くすることを見出した（図3B，C）．この相反する効果は，アイソフォームによってPER2タンパク質をリン酸化する部位が異なっていることに起因しており，それがCK1δ1の場合はPER2を不安定化し，CK1δ2では安定化するという結果につながっている（図3D）．さらにわれわれは，CK1δ2がCK1δ1より優勢であるため，N^6-アデノシンのメチル化阻害などで両方のアイソフォームが増加すると，PER2タンパク質が安定化され概日周期が長くなることを示した．

おわりに

以上のように，N^6-アデノシンのメチル化が拮抗する2つのCK1δアイソフォームの発現を制限することが明らかになった．CK1δの発現が多くのがんや他の病態で亢進していることから，CK1δアイソフォームの問題は臨床的にも重要かもしれない[11]．高等な真核生物の遺伝子発現では選択的スプライシングはよく見られることではあるが，同じ遺伝子から発現する2つのアイソフォームでこれほど機能的な違いがあるというのはきわめて珍しい．

文献

1）Ke S, et al：Genes Dev, 29：2037-2053, 2015
2）Dominissini D, et al：Nature, 485：201-206, 2012
3）Meyer KD, et al：Cell, 149：1635-1646, 2012
4）Batista PJ, et al：Cell Stem Cell, 15：707-719, 2014
5）Darnell RB, et al：RNA, 24：262-267, 2018
6）Wang X, et al：Nature, 534：575-578, 2016
7）Yoon KJ, et al：Cell, 171：877-889.e17, 2017
8）Fustin JM, et al：Cell, 155：793-806, 2013
9）Takahashi JS：Molecular Architecture of Circadian Clock in Mammals.「A Time for Metabolism and Hormones」(Paolo Sassone-Corsi and Yves Christen eds), pp13-24, Spriinger, 2016
10）Fustin JM, et al：Proc Natl Acad Sci U S A, 115：5980-5985, 2018
11）Knippschild U, et al：Front Oncol, 4：96, 2014

Profile

筆頭著者プロフィール

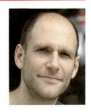

Jean-Michel Fustin：アバディーン大学（英国）で季節的リズムに関する研究で学位を取得後2008年に博士研究員として来日．京都大学大学院薬学研究科で岡村均教授のもと，概日リズムの神経生物学の研究に従事し，メチル基の代謝と概日時計とのつながりに興味をもつ．その研究の結果mRNA中のN^6-アデノシンが概日時計のペースメーカーになっていることを発見した．'14年に京都大学薬学研究科特定講師となる．その後，カゼインキナーゼ1デルタ（CK1δ）の選択的スプライシングによる新しいアイソフォームを発見．今後は，それぞれのCK1δアイソフォームの機能と疾患におけるスプライシングの制御について研究を進める一方，RNAのメチル化の生理的な機能とRNAメチル化欠損が病態へ与える影響について取り組む予定．

特集　RNAが修飾される！

RNAメチル化による
シナプスでの遺伝子機能分画

飯田　慶，王　丹

　神経細胞において遺伝子の発現が時間的かつ空間的に厳密に制御されることが脳神経回路の可塑性に重要である．RNA塩基の化学修飾はこれに寄与しうる新たな制御層として近年注目を集めている．われわれはシナプスに局在するmRNAを対象にメチル化修飾RNA塩基の一つであるm^6Aの網羅的解析に取り組み，シナプスに局在するmRNAはm^6A修飾の多寡により，その遺伝子機能が区別されている様子を明らかにした．この発見は神経回路の可塑性の理解へ通じる，シナプス・エピトランスクリプトミクス研究の扉を開くものである．

キーワード	シナプス・エピトランスクリプトミクス，「地方分権型」転写制御モデル，m^6A-seq，シナプス特異的m^6A修飾，局所翻訳

はじめに

　マウスを新しい環境に配置すると，一部の神経細胞において数分以内に遺伝子の発現変化が起こることが知られている．これらの細胞は記憶痕跡細胞とよばれ，後の記憶想起に必要である[1]．この一例が示すように学習，記憶，感情，認知，言語，判断などの高次脳機能の基盤となる可塑的な神経回路の形成には，神経細胞における遺伝子の発現が時間的かつ空間的に厳密に制御されることが重要である．個体や細胞の置かれた外部環境・刺激に応じて遺伝子発現が変化する，または後に生じる変化のための準備がなされるための分子的基盤の研究として，ゲノムやクロマチンの修飾を通じての遺伝子発現調節であるエピゲノム制御の研究が特に進展してきた[2]．エピゲノム制御がRNA転写前の制御であるのに対し，転写後のRNAにおける化学修飾による分子制御・生命現象への関与が明らかになりつつある．tRNAやrRNAにおける修飾塩基の存在は以前から知られていたが，近年はmRNAにおける化学修飾に関する研究が飛躍的に進み，RNAのプロセッシングやスプライシング，局在，安定性，分解，または翻訳を制御する新たな制御層であることがわかってきた．この化学修飾されたRNAの総体をエピトランスクリプトームとよび，これを研究する分野であるエピトランスクリプトミクスは比較的新しい研究分野として2013年にPubMedに論文が登場しはじめる．神経細胞におけるエピゲノム制御は，核で生じ，シナプスなどの核から遠い場所を含む細胞全体の機能変化を引き起こすため「中央集権型」制御であると言える．対照的に，エピトランスクリプトーム制御はシナプスなど空間的に限られた神経細胞の一部に機能変化をもたらす「地方分権型」の制御を可能とし，神経細胞が可塑的な神経回路をつくり出すうえで大きな役割を果すことが可能だと思われる（図1）．

Functional partitioning of localized transcripts defined by m6A modification of mRNAs at synapse
Kei Iida[1]/Dan Ohtan Wang[2]：Medical Research Support Center of Graduate School of Medicine, Kyoto University[1]/Institute for Integrated Cell-Material Sciences (iCeMS), Kyoto University[2]（京都大学医学研究科医学研究支援センター[1]／京都大学高等研究院物質—細胞統合システム拠点[2]）

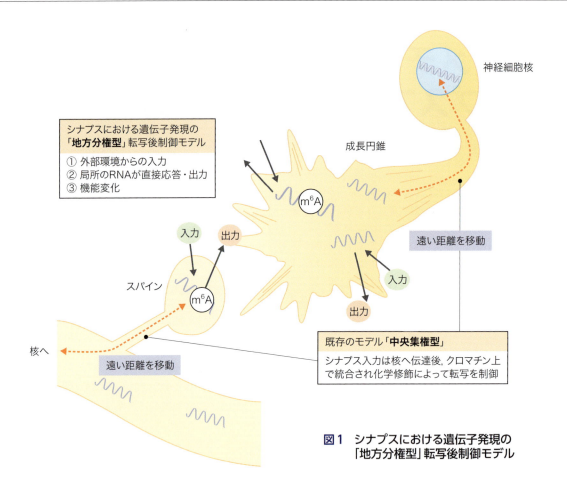

図1 シナプスにおける遺伝子発現の「地方分権型」転写後制御モデル

1 脳-エピトランスクリプトミクス研究の現状

　エピトランスクリプトーム制御は，個体発生，免疫制御，がんや肥満の発生など多くの生体制御システムに寄与することが明らかになってきている[3)～5)]．一方で，脳においてエピトランスクリプトーム制御が果たす役割は不明な部分が多い．関連する知見としては，tRNAの塩基修飾酵素の変異による修飾の欠損が，ダウン症での表現型や，痴呆症，知的障害に関連することが複数の先行研究で報告されている．病因ターゲットとなるtRNA塩基修飾の種類はm^2_2G，m^5C，Ψ，Cm，Gmなど多岐にわたる[6)]．このように，いくつかの脳機能障害がtRNA塩基修飾欠損と密接に関与していることが示唆されるものの，RNAの修飾欠損と疾患を直接結び付ける分子メカニズムの詳細は明らかになっていない[7)]．mRNAにおけるエピトランスクリプトー

ム研究としては，アデニン塩基の6位がメチル化修飾されたm^6A修飾塩基が，心臓・肺・肝臓・腎臓などの組織に比べて，脳において豊富に存在していることが報告され，注目を集めている[8)]．時期を前後して，m^6A修飾は概日リズムの調節にかかわることや[9)]，ドーパミン報酬系を制御すること[10)]，恐怖学習に必要であること[11)12)]，学習に必要であること[13)]，損傷した末梢神経の再生に必要であること[14)]，大脳皮質のニューロン新生ならびに発生に重要であること[15)]，精神ストレスによって制御されること[16)]が相次いで報告されている．このようにm^6A修飾は広い脳領域で遺伝子発現プログラムを制御し，神経細胞ならびに脳機能に重要な役割を果たすことが萌芽的にわかりつつある．しかし，特に「地方分権型」の制御が要求され神経回路の可塑性に直結すると考えられるシナプスにおけるエピトランスクリプトームの状況や機能は全く不明な状況であった．

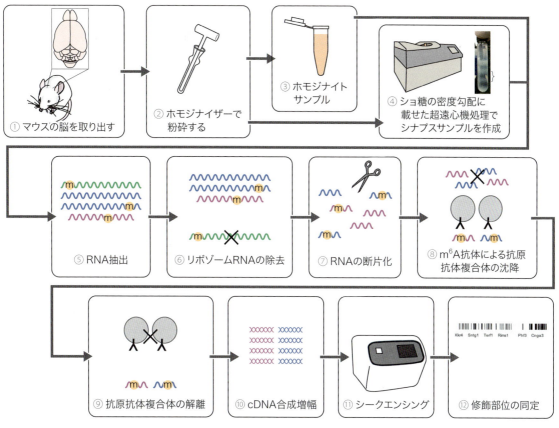

図2 マウスの脳／シナプスを対象としたm⁶A-seq解析の流れ
文献17をもとに作成.

2 シナプスm⁶A修飾の網羅的解析

　神経細胞，特にシナプスにおけるm⁶A修飾の役割を明らかにするために，われわれはマウスの脳組織全体から得たRNA，および，ショ糖密度勾配を用いた超遠心機処理で分画したシナプス由来RNAを対象に，m⁶A-seq解析を行い脳全体およびシナプスでのm⁶A修飾の状況を比較解析することにした（図2）[17)18)]．m⁶A-seq解析にあたっては大量のRNAが必要となり，多数のマウスの脳からRNAを回収する必要があるが，われわれの研究では少量のRNAサンプル（500 ng）からスタートし，m⁶A抗体で回収したRNA断片を増幅してシークエンスを行う手法を開発し，これを用いた．少量のサンプルを対象に解析を行うことで精度の低下が懸念されたが，脳全体を対象とした解析結果を先行論文と比べたところ，高い一致度でm⁶A修飾領域を同定できていることを確認できた．シナプス由来のRNAからは9,323遺伝子に16,539カ所のm⁶A修飾位置を同定することができた．シナプスに存在するmRNAにおいてm⁶A修飾の状況を記述できたのはこの研究で世界で初である．シナプスで見つかったm⁶A修飾含有遺伝子のうち，約18％の遺伝子が脳全体のm⁶A-seq解析では観察されない，すなわち，シナプスmRNAが特異的にm⁶A修飾を受けている遺伝子（SME：シナプスm⁶Aエピトランスクリプトーム）であった．

　脳全体サンプルがシナプス由来RNAを内包するにもかかわらず，シナプス由来サンプルのみでm⁶A修飾が観察される状況としては次の2通りが想定される．1つは，シナプスでのmRNA量が脳全体での量に対して増加し，それに伴いm⁶A修飾塩基も増加しているケース

特集　RNAが修飾される！

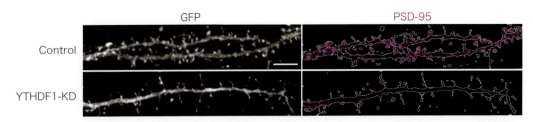

図3　m6A修飾の読み取り因子であるYTHDF1を阻害した海馬ニューロンでの樹状突起スパインの形態の変化
in vitro培養を行った海馬ニューロンの樹状突起およびスパインの共焦点顕微鏡画像．左パネルはGFPラベルを，右パネルはPSD-95免疫染色を行っている．YTHDF1の阻害によりスパインが細長くなり，シナプスにおける足場タンパク質であるPSD-95の存在量が減少していることが確認できる．（文献17より引用）

（ケース1），もう1つはシナプスにおける遺伝子発現量の相対的な増加はなく，シナプスにおいて特異的にm6A修飾が増加しているケースである（ケース2）．これらを区別するため，シナプスにおいて脳全体サンプルよりもm6A修飾の増加がみられた遺伝子群（SME）と，mRNA量が脳全体サンプルに比べてシナプスサンプルにおいて増加している遺伝子群（ST：シナプストランスクリプトーム）の比較を行った．この結果，ケース2（すなわち，SMEに含まれSTに含まれない）に該当する1,266個の遺伝子を同定することができた．これらの遺伝子の機能を調べたところシナプス形成やシナプスの機能調整にかかわる遺伝子が多く含まれていた．これとは逆に，シナプスにおいてm6A修飾が減少している（STに含まれSMEに含まれない）遺伝子群も観察された．これらの遺伝子には翻訳やミトコンドリア関連など細胞での代謝にかかわる遺伝子が多く含まれていた．これらの解析によりシナプスにおいては転写制御とは別にm6A修飾が関与する制御により遺伝子機能の分画が形成されている様子を明らかにすることができた．

シナプスにおけるm6A修飾の役割を確かめるために，われわれはin vitroで培養した神経細胞を対象に，m6A塩基を読みとる因子であるYTHDF1の機能を阻害した状態での解析を行った．この結果，シナプス特異的なm6A修飾を受けるmRNAの一つである*Apc* mRNAの局在の変化や，樹状突起スパインの形態の変化，シナプスにおける足場タンパク質であるPSD-95の減少が観察された（図3）．また変化したスパインの形状は，発達障害をもつヒトでのスパイン形状と似ており[17)19)]，

m6A修飾のシナプス機能における重要性を裏付けることができた．

おわりに

今回の研究によりシナプスにおけるエピトランスクリプトーム制御の一端を垣間見ることができた．しかし，脳科学におけるエピトランスクリプトームの役割ついてはまだまだ不明な点が多く残されている．例えば，修飾塩基の神経特異性はどのように達成されるか？ シナプス刺激にRNA化学修飾はどのように応答するのか？ RNAの修飾はシナプスの機能および行動を調節するのか？ エピジェネティクス機構とどのように協調して時空間的に協調した調節可能な動的神経回路ネットワークを形成するか？ など枚挙にいとまがない．これらの疑問を解決するために，われわれは現在，シナプス・m6A修飾の一塩基解像度での解析手法の開発に取り組んでいる．現在のシークエンス手法ではm6A修飾の存在部位を約100塩基の範囲に絞りこんでいる状況であるが，この一塩基解像度での解析を行うことで，より詳細にm6A修飾の役割に迫ることができると考えている．また脳組織に存在するm6A以外のRNA化学修飾についての解析や，精神疾患との関連性の研究を進めることにより，シナプス・エピトランスクリプトームの全貌が明らかになり，精神疾患の診断や治療法の開発につながると期待している．

文献

1) Tonegawa S, et al：Neuron, 87：918-931, 2015
2) Sweatt JD：Neuron, 80：624-632, 2013
3) Novoa EM, et al：Nat Rev Mol Cell Biol, 18：339-340, 2017
4) Grozhik AV & Jaffrey SR：Nature, 551：174-176, 2017
5) Kadumuri RV & Janga SC：Trends Mol Med, 24：886-903, 2018
6) Bednářová A, et al：Front Mol Neurosci, 10：135, 2017
7) Torres AG, et al：Trends Mol Med, 20：306-314, 2014
8) Meyer KD, et al：Cell, 149：1635-1646, 2012
9) Fustin JM, et al：Cell, 155：793-806, 2013
10) Hess ME, et al：Nat Neurosci, 16：1042-1048, 2013
11) Widagdo J, et al：J Neurosci, 36：6771-6777, 2016
12) Walters BJ, et al：Neuropsychopharmacology, 42：1502-1510, 2017
13) Koranda JL, et al：Neuron, 99：283-292.e5, 2018
14) Weng YL, et al：Neuron, 97：313-325.e6, 2018
15) Yoon KJ, et al：Cell, 171：877-889.e17, 2017
16) Engel M, et al：Neuron, 99：389-403.e9, 2018
17) Merkurjev D, et al：Nat Neurosci, 21：1004-1014, 2018
18) 京都大学プレスリリース（http://www.kyoto-u.ac.jp/ja/research/research_results/2018/180628_2.html）
19) Fiala JC, et al：Brain Res Brain Res Rev, 39：29-54, 2002

Profile

著者プロフィール

飯田　慶：2006年，名古屋大学で博士（理学）取得．カリフォルニア大学リバーサイド校，理化学研究所などを経て'12年より現職．情報生物学を専門とし，スプライシング制御やRNA結合タンパク質の研究に取り組む．

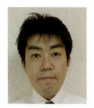

王　丹：中国瀋陽市出身．1998年東京工業大学卒業．2004年南カリフォルニア大学で神経科学博士取得．'12年より特任助教としてiCeMSでラボを立ち上げ，環境学習のしくみを解明するために，シナプス付近の遺伝子発現制御機構を研究している．'16年より現職．

Book Information

実験医学別冊

エピジェネティクス実験スタンダード

もう悩まない！　ゲノム機能制御の読み解き方

編／牛島俊和, 眞貝洋一, 塩見春彦

好評発売中

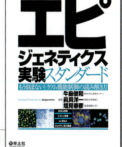

遺伝子みるならエピもみよう！　DNA修飾, ヒストン修飾, ncRNA, クロマチン構造解析の基本から最新手法までをカバーしたプロトコール集の決定版．目的に応じた手法の選び方から, 解析の幅を広げる応用例までナビゲート．

エピジェネ実験で結果を出せるプロトコール集！

- ◆定価（本体7,400円+税）
- ◆フルカラー　B5判　398頁
- ◆ISBN978-4-7581-0199-8

発行　羊土社

特集 RNAが修飾される！

がん細胞におけるALKBHファミリーによるRNA修飾制御

上田裕子，辻川和丈

RNAには種々の修飾体の存在が知られていたが，その詳細な存在位置，制御機構や生物学的意義については十分な知見が得られていなかった．しかし，近年の修飾塩基に対する特異抗体の開発と次世代シークエンサーを用いたトランスクリプトーム解析の技術進歩により，修飾塩基を有するRNAの同定，修飾制御機構が徐々に明らかとなってきた．またメチル化RNAを脱メチル化する酵素としてALKBHファミリー分子が同定され，その多岐にわたる機能も明らかとされてきた．さらにALKBHファミリー分子を介したRNA修飾制御異常と疾患とのかかわりも少しずつ解明されてきた．

キーワード RNA修飾，AlkBホモログ（ALKBH）ファミリー，酸化的脱メチル化，エピトランスクリプトミクス

はじめに

2003年にヒトゲノム計画が完了し，遺伝子と疾患発症の関係が解明されると期待された．しかしDNAの塩基配列の異常のみで説明がつく疾患は一部に過ぎず，DNAの塩基配列の変化を伴わない遺伝子発現制御機構の存在が示された．このDNAのメチル化やヒストンのメチル化，アセチル化などクロマチンの後天的修飾による遺伝子発現制御機構は，エピジェネティクスとよばれている．このエピジェネティクスの異常は，がんの発生，悪性化の要因の一部となっており[1]，がん治療創薬ターゲットとしても注目されている．すでにDNAメチル基転移酵素（DNA methyltransferase：DNMT）やヒストン脱アセチル化酵素（histone deacetylase：HDAC）などがん細胞で異常に活性化しているこれら分子を標的とし，その機能を阻害する低分子化合物ががん治療薬として開発・臨床応用されている．

一方RNAも転写後にさまざまな修飾を受けることが知られており，メチル化，水酸化，アセチル化，チオール化など100種類を超える多様な修飾が報告されてきた[2]．これらRNA修飾は，トランスファーRNA（tRNA），メッセンジャーRNA（mRNA），リボソームRNA（rRNA）をはじめとするさまざまなRNA種で認められ[2]，それぞれのRNAが細胞内で適切に機能するうえで非常に重要であると考えられている．しかしながら，RNAにおけるそれら修飾の存在位置，制御機構や生物学的重要性に関しては明らかとなっていなかった．ところが，近年の修飾塩基に対する抗体の開発と次世代シークエンサー解析の技術進歩などにより，それらが徐々に明らかとなってきた．この後天的RNA修飾によるタンパク質の発現制御機構は，「エピトランスクリプトミクス」という新たな概念として提唱されている．また，RNAを修飾制御する分子が明らかとなるなかで，われわれが前立腺がん組織で高発現する遺伝子として同定したprostate cancer antigen-1（PCA-1）[3]が，メチル化RNAを脱メチル化する酵素として機能することが明らかとなった．エピジェネティクス

RNA modification regulated by ALKBH family in cancer cells
Yuko Ueda/Kazutake Tsujikawa：Laboratory of Molecular and Cellular Physiology, Graduate School of Pharmaceutical Sciences, Osaka University（大阪大学大学院薬学研究科細胞生理学分野）

と同様に，エピトランスクリプトミクスにおいて機能する分子もがんの発症や悪性化にかかわるという知見が蓄積されはじめている．

1 PCA-1とDNA/RNA脱メチル化酵素AlkBの関係

われわれはがんの新規治療標的分子を探索する目的で，前立腺がん術後検体を用いたディファレンシャル・ディスプレイ解析による網羅的遺伝子の発現解析を行った．その結果，非がん部と比べがん部で高発現する遺伝子としてPCA-1を発見した（図1A）．ホモロジー解析により，PCA-1は大腸菌タンパク質AlkBとアミノ酸レベルで23％という高い類似性を示すドメインを有することが明らかとなった（図1B）．

大腸菌AlkBはメチル化剤で誘導された一本鎖DNA（single-stranded DNA：ssDNA）の1-メチルアデノシン（1-methyladenosine：m^1A），3-メチルシチジン（3-methylcytidine：m^3C）を脱メチル化するDNA損傷修復酵素であることが示された[4]．アデニンの1位あるいはシトシンの3位にメチル基が存在すると，ワトソン―クリック型塩基対形成が障害される．そのため，これらのメチル化損傷を修復できなければ細胞死が誘導される．AlkBは，2-オキソグルタル酸（2-oxoglutarate：2-OG），Fe（II）存在下で一本鎖DNAのm^1A，m^3Cをヒドロキシ化する．このヒドロキシメチル体は不安定な中間体であり，ホルムアルデヒドとして放出されることにより安定化し，酸化的脱メチル化反応が完了する（図1C）．一方，AlkBはメチル化剤により誘導されたRNAのm^1Aやm^3Cも基質として脱メチル化し，RNA損傷修復酵素として機能することも示された[5]．

2 RNA修飾制御にかかわるALKBHファミリー分子の発見

われわれがPCA-1を発見した頃，DuncanらはAlkBの「2-OG，Fe（II）オキシゲナーゼドメイン」を有する2種類のヒトホモログをクローニングし，すでにAlkBと類似する領域を有するとして遺伝子配列情報のみが報告されていたものをAlkB homolog（ALKBH）1，彼らが発見したものをALKBH2，ALKBH3と命名した[6]．われわれが塩基配列登録していたPCA-1はALKBH3と同一遺伝子であった．その後，ヒトではAlkBホモログが少なくとも7種類（ALKBH1～ALKBH7）存在する可能性が示された[7]．さらにわれわれは，新たなALKBHファミリー分子としてALKBH8をクローニングした[8]．図1Dに示すようにALKBH8はRNA認識モチーフやメチルトランスフェラーゼドメインといった，他のALKBHファミリー分子と異なる特徴的なドメインを有している．その後，肥満関連遺伝子fat mass-and obesity-associated protein（FTO）として研究されていた分子も酸化的脱メチル化によりメチル化RNA塩基の脱メチル化にかかわることが報告され[9]，現在ALKBHファミリー分子はFTO（ALKBH9）を含め9種が存在する（図1D）．このうち，ALKBH1，ALKBH3，ALKBH5，ALKBH8，FTO（ALKBH9）の5種類がRNA修飾制御に関与していることが明らかとなっている．そこでまずALKBH3について，次いでその他のRNA修飾制御に関係することが報告されているALKBHファミリー分子について，その特徴および疾患との関連性について紹介する．

❶ ALKBH3

先に述べたように，ALKBH3（PCA-1）はメチル化剤によりメチル化されたDNA/RNAを脱メチル化するが，二本鎖DNAよりも一本鎖DNAやRNAのm^1Aやm^3Cを選択的に脱メチル化する．一方，DangoらはALKBH3による核内での一本鎖DNAのm^1Aやm^3Cに対する脱メチル化機構を明らかにした[10]．ALKBH3は核内でヘリカーゼであるactivating signal cointegrator complex（ASCC）3と会合して存在している．メチル化損傷を受けた二本鎖DNAはASCC3により一本鎖DNAへと巻き戻され，ALKBH3が脱メチル化酵素活性を示すようになる．DNAのメチル化損傷が修復されず，損傷が蓄積した細胞では細胞死が誘導される．ALKBH3を高発現するがん細胞は，複製時に効率的にDNAメチル化損傷が修復されることから，生存に有利となっている．一方，生体内のALKBH3の基質となるメチル化RNAの機能は十分に明らかとなっていない．われわれは，質量分析装置を用いたRNA修飾塩基の検

特集　RNAが修飾される！

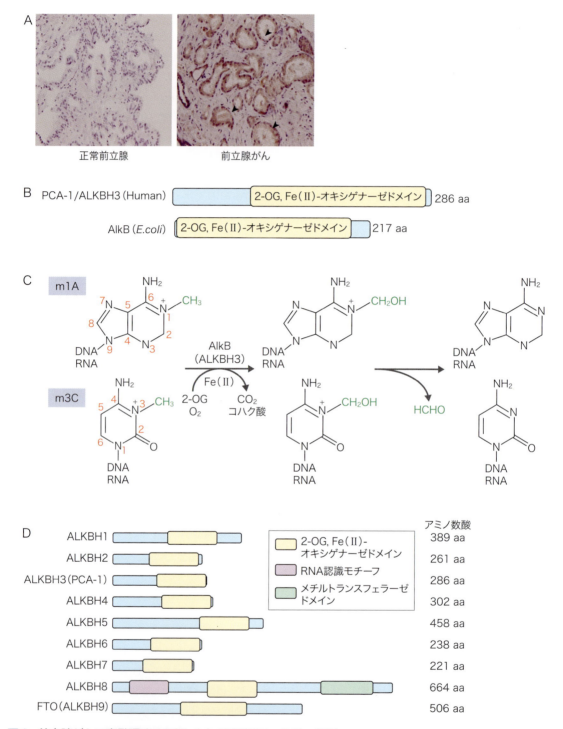

図1　前立腺がんで高発現するPCA-1とALKBHファミリー分子

A) 抗PCA-1抗体を用いた免疫組織化学染色により，正常前立腺ではPCA-1の発現が認められないのに対して，前立腺がん（矢頭）ではPCA-1が高発現していた．B) PCA-1は，大腸菌のメチル化DNA/RNA脱メチル化酵素AlkBとアミノ酸レベルで高い相同性を示し，現在ALKBH3とよばれている．C) 大腸菌AlkBおよびPCA-1（ALKBH3）は，2-オキソグルタル酸（2-OG），Fe（Ⅱ）存在下でm1A，m3Cを酸化的脱メチル化する．D) ALKBHファミリー分子の模式図．（写真は文献34より転載）

出系を構築し，カイコを用いて作製したリコンビナントALKBH3が2-OG，Fe（II）存在下でtRNA，mRNA，rRNAに存在するm^1Aやm^3Cを脱メチル化することを明らかにした[11]．さらに興味深いことにALKBH3は，tRNAのm^6Aを効率的に脱メチル化するが，mRNAのm^6Aを脱メチル化しなかった（図2A）．ALKBH5やFTO（ALKBH9）はmRNAのm^6Aを脱メチル化するとの報告があり[9)12)]，カイコリコンビナントALKBH5を用いた検討によりmRNAのm^6Aが脱メチル化されることを確認した．しかし一方で，カイコリコンビナントALKBH5はtRNAのm^6Aを脱メチル化しなかった（図2A）．これらの結果は，ALKBH3とALKBH5がm^6Aの脱メチル化において，RNA高次構造などに対し異なる指向性を有しているためと考えられる．また in vitro 翻訳効率評価系においてカイコリコンビナントALKBH3で脱メチル化したtRNAは，タンパク質の翻訳効率を上昇させることも明らかとした（図2B）．さらに，抗m^1A抗体と次世代シークエンサーを用いた解析により，ALKBH3が約100種類のtRNA isodecoder[※1]の58位のm^1Aを脱メチル化することもつきとめた（図2C）．一方，ALKBH3をノックダウンした膵がん細胞ではtRNA中のm^1Aの蓄積とともに新規タンパク質の合成低下，細胞増殖能の低下を認めている（図2D）[11]．加えてALKBH3をノックダウンした膵がん細胞ではALKBH3が基質とするisoacceptor-tRNA[※2]の多くで発現量の低下が認められ，これらがタンパク質新規合成能低下の一因となっていることが推察された．以上の結果は，ALKBH3によるRNAの脱メチル化促進ががん悪性化と関係していることを示唆している．これまでにALKBH3は前立腺がん以外に非小細胞肺がん[13)]，膵がん[14)]，泌尿器科がん[15)16)]で高発現していることが報告されている．一方で，Alkbh3ノックアウトマウスは顕著な表現型が認められていない．よってALKBH3が新たながん治療創薬ターゲットとして応用されることが期待される．

❷ ALKBH1

ALKBH1は哺乳類で最初に同定されたALKBHファミリー分子で，核や細胞質に局在する．同定された当時，ALKBH1にはDNA/RNAを脱メチル化する機能は認められていなかったが，その後 in vitro においてssDNAやRNAのm^3Cを脱メチル化することが報告された[17)]．また，ALKBH1を介したヒストンH2Aのメチル化状態の制御が，マウスおよびヒトの神経発生に寄与することも報告されている[18)]．Alkbh1ノックアウトマウスは，初期発生において重大な障害が認められている[18)〜20)]．近年，ミトコンドリアのtRNAのゆらぎの位置である34位の5-メチルシチジン（5-methylcytidine：m^5C）をALKBH1が酸化的脱メチル化により5-フォルミルシチジン（5-formylcitidine：f^5C）へと変換すること[21)]，細胞質tRNAのm^1A58の脱メチル化制御を介して翻訳機能を調節していることが報告された[22)]．さらに，細胞質tRNA^{Leu}の揺らぎの位置で5-ヒドロキシメチル-2′-O-メチルシチジン（5-hydroxymethyl-2′-O-methylcytidine：hm^5Cm）や5-フォルミル-2′-O-メチルシチジン（5-formyl-2′-O-methylcytidine：f^5Cm）の生成に寄与していることが報告された[23)]．

❸ ALKBH5

mRNAに最も多く存在するメチル化塩基m^6AはMETTL3/METTL14/WTAPからなる複合体によって触媒される．核スペックルに局在するALKBH5は，後述のFTO（ALKBH9）とともにこのmRNAのm^6Aを酸化的脱メチル化する酵素である[12)]．ALKBH5によるmRNAのm^6Aの脱メチル化はmRNAのプロセシングや輸送に影響を及ぼす．またAlkbh5ノックアウトマウスの雄では，減数分裂過程の異常に伴う精子形成の障害が認められている．最近，ALKBH5を高発現しているグリオブラストーマ患者は予後不良であり，特にグリオブラストーマ幹細胞様細胞（glioblastoma stem-like cells：GSCs）にALKBH5が高発現していると報告された[24)]．ALKBH5はmRNAのm^6Aの脱メチル化制御を介して細胞増殖に重要な遺伝子の発現を調節する転写因子 forkhead box M1（FOXM1）の発

※1 tRNA isodecoder
アンチコドンが共通で骨格配列が異なるtRNA遺伝子を意味し，ヒトでは約600種類存在する．

※2 isoacceptor-tRNA
tRNAには，アミノ酸をコードするmRNAの3つの塩基配列であるコドンに対してアンチコドンとよばれる相補的な配列が存在する．isoacceptor tRNAとは，同じアミノ酸に対応する配列の異なるアンチコドンをもつtRNAを意味する．

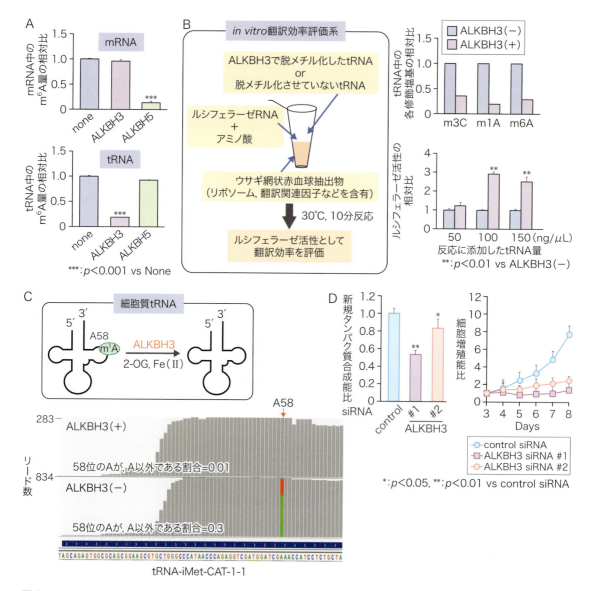

図2 ALKBH3のtRNA脱メチル化を介したタンパク質翻訳制御
A）ALKBH3はtRNAのm^1A，m^3Cに加えてm^6Aも脱メチル化する．しかし，m^6Aに対する脱メチル化作用はmRNAでは非常に弱く，ALKBH3とALKBH5ではRNAに対する指向性が異なる可能性がある．B）in vitroタンパク質翻訳効率評価系で，ALKBH3によりm^1A，m^3C，m^6Aが脱メチル化されたtRNAを添加するとルシフェラーゼの翻訳効率が上昇した．C）抗m^1A抗体と次世代シークエンサーを用いた検討により，ALKBH3は細胞質のtRNAの58位のm^1Aを脱メチル化することが明らかとなった．ここでは，m^1Aやm^3Cが存在すると逆転写反応の際にワトソン-クリック型塩基対形成がなされず，反応の停止や，ミスマッチ形成が生じる確率が高くなる特性を用いてALKBH3で脱メチル化されるm^1Aの位置の特定を行った．D）膵がん細胞株でのALKBH3のノックダウンは新規タンパク質合成能と細胞増殖能を低下させた．（文献11をもとに作成）

現を亢進させ，GSCsの増殖および腫瘍形成に寄与していると考えられている（図3）．

❹ ALKBH8

われわれがクローニングしたALKBH8は，他のALKBHファミリー分子と同様に「2-OG，Fe（Ⅱ）オキシゲナーゼドメイン」を有するとともに，「RNA認識モチーフ」と「メチルトランスフェラーゼドメイン」を有するという特徴をもつ（図1D）．ALKBH8は細胞

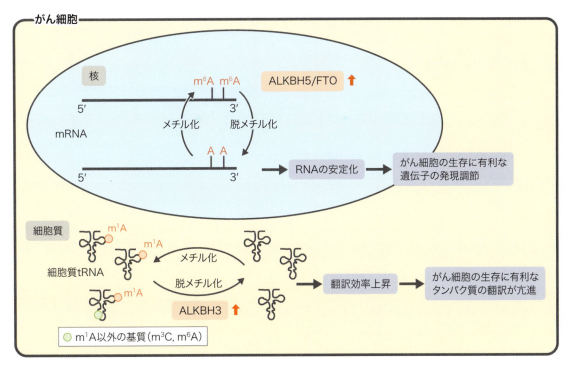

図3　がん細胞におけるALKBHファミリー分子によるRNA脱メチル化制御機構の模式図
ALKBH5/FTOが高発現しているがん細胞では，がん細胞の増殖や生存に促進的に寄与する遺伝子のmRNAのm^6Aを脱メチル化することでRNAの安定化を図り，その結果それら遺伝子の発現が亢進する．また，ALKBH3が高発現しているがん細胞では，tRNAの脱メチル化を介し，がん細胞の生存に有利なタンパク質の翻訳が亢進すると考えられる．

質にのみ局在することから[8]，RNAに対する特異的な修飾制御機構が推測されていた．最近，細胞質tRNAアンチコドンループ上の揺らぎの位置の34位のウリジンに対してALKBH8のメチルトランスフェラーゼドメインは5-メチルカルボキシルウリジン（5-methylcarboxyluridine：mcm^5U）を，2-OG，Fe（Ⅱ）-オキシゲナーゼドメインは5-メトキシカルボニルヒドロキシメチルウリジン（5-methoxycarbonylhydroxymethyluridine：$mchm^5U$）を生成することが報告され[25〜28]，この位置の修飾が対象となるmRNAの翻訳を促進することが考えられている．ALKBH8の基質としてtRNA$^{Arg(AGA)}$，tRNA$^{Glu(GAA)}$，tRNA$^{Gly(GGA)}$に加えてtRNA^{Sec}※3があげられることから，ALKBH8はセレノプロテインの発現制御にかかわっていることが考えら

れる．Alkbh8ノックアウトマウスでは発生や発育には顕著な表現型は認められていないが，セレノプロテインレベルの低下が明らかとされている[29]．ALKBH8は膀胱がんで高発現しており，セレノプロテインであるTXNRD1等の発現を介してがんの悪性度と相関していると考えられる[30]．

❺ FTO（ALKBH9）

FTO（ALKBH9）は核スペックルに局在し，mRNAのm^6Aの酸化的脱メチル化酵素としてはじめて同定され，細胞内のmRNAのm^6Aの可逆的な制御に寄与していることが報告された[9]．一方，FTO（ALKBH9）はm^6Aよりも$N^6, 2'$-O-ジメチルアデノシン（$N^6, 2'$-O-dimethyladenosine：m^6Am）を選択的に認識し，脱メチル化することが報告された[31]．また，Ftoノックアウトマウスでは体重減少，Ftoトランスジェニックマウスでは体重増加が認められる．最近，急性骨髄性白血病でFTOが高発現していると報告されている．FTOはankyrin repeat and SOCS box containing 2

> **※3　セレノシステイン（Sec）**
> セレノシステインはシステインの硫黄原子がセレンに置き換わった21番目のアミノ酸である．セレノシステインを含むタンパク質はセレノプロテインと称される．

（ASB2）の3′-UTRやretinoic acid receptor alpha（RARA）のmRNAのm^6Aの脱メチル化を介してRNAの安定性を制御することで，これら遺伝子の発現を制御していると考えられている[32]．さらに，FTOはGSCsの増殖促進やがんの進展に関連するADAM metallopeptidase domain 19（ADAM19），EPH receptor A3（EPHA3），Krüppel-like factor 4（KLF4）などのがん遺伝子を標的とし，これらの遺伝子の発現を制御することでがんの進展に促進的に寄与している[33]．

おわりに

多種多様に存在するRNA修飾は，近年の解析技術の進歩により，その制御機構，分子生物学的意義が徐々に明らかとなり，エピトランスクリプトミクスという新しい概念として現在さかんに研究が進められている．ALKBHファミリー分子は，メチル化RNAに対する唯一の脱メチル化酵素として機能すること，tRNAの揺らぎの位置の修飾に寄与することなど，エピトランスクリプトミクス制御機構において重要な役割を果たしていることが示されている．今後，エピトランスクリプトミクス制御機構の全貌が明らかにされ，その制御機構の破綻とがんなどの疾患との関連性についての知見の蓄積により，ALKBHファミリー分子を標的としたfirst-in-class（画期的医薬品）の創薬が広く展開されることを期待する．

謝辞

本研究成果は，大阪大学薬学研究科細胞生理学分野の学部生，大学院生ならびに研究員により進められた研究をまとめたものであり，ここに感謝いたします．また本研究の一部は，国立研究開発法人日本医療研究開発機構（AMED）創薬等ライフサイエンス研究支援基盤事業 創薬等先端技術支援基盤プラットフォーム（BINDS）の課題番号JP18am0101084の支援を受けました．

文献

1) Laird PW & Jaenisch R：Annu Rev Genet, 30：441-464, 1996
2) Boccaletto P, et al：Nucleic Acids Res, 46：D303-D307, 2017
3) Konishi N, et al：Clin Cancer Res, 11：5090-5097, 2005
4) Trewick SC, et al：Nature, 419：174-178, 2002
5) Aas PA, et al：Nature, 421：859-863, 2003
6) Duncan T, et al：Proc Natl Acad Sci U S A, 99：16660-16665, 2002
7) Kurowski MA, et al：BMC Genomics, 4：48, 2003
8) Tsujikawa K, et al：J Cell Mol Med, 11：1105-1116, 2007
9) Jia G, et al：Nat Chem Biol, 7：885-887, 2011
10) Dango S, et al：Mol Cell, 44：373-384, 2011
11) Ueda Y, et al：Sci Rep, 7：42271, 2017
12) Zheng G, et al：Mol Cell, 49：18-29, 2013
13) Tasaki M, et al：Br J Cancer, 104：700-706, 2011
14) Yamato I, et al：Cancer Res, 72：4829-4839, 2012
15) Shimada K, et al：Clin Cancer Res, 18：5247-5255, 2012
16) Hotta K, et al：Oncol Rep, 34：648-654, 2015
17) Westbye MP, et al：J Biol Chem, 283：25046-25056, 2008
18) Ougland R, et al：Stem Cells, 30：2672-2682, 2012
19) Pan Z, et al：Dev Dyn, 237：316-327, 2008
20) Nordstrand LM, et al：PLoS One, 5：e13827, 2010
21) Haag S, et al：EMBO J, 35：2104-2119, 2016
22) Liu F, et al：Cell, 167：816-828, 2016
23) Kawarada L, et al：Nucleic Acids Res, 45：7401-7415, 2017
24) Zhang S, et al：Cancer Cell, 31：591-606.e6, 2017
25) Fu D, et al：Mol Cell Biol, 30：2449-2459, 2010
26) Fu Y, et al：Angew Chem Int Ed Engl, 49：8885-8888, 2010
27) Songe-Møller L, et al：Mol Cell Biol, 30：1814-1827, 2010
28) van den Born E, et al：Nat Commun, 2：172, 2011
29) Endres L, et al：PLoS One, 10：e0131335, 2015
30) Shimada K, et al：Cancer Res, 69：3157-3164, 2009
31) Mauer J, et al：Nature, 541：371-375, 2017
32) Li Z, et al：Cancer Cell, 31：127-141, 2017
33) Cui Q, et al：Cell Rep, 18：2622-2634, 2017
34) Shimada K, et al：Cancer Sci, 99：39-45, 2008

Profile 著者プロフィール

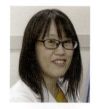

上田裕子：大阪大学大学院薬学研究科細胞生理学分野特任助教．1999年大阪大学薬学部卒業後，大阪大学医学部附属病院での薬剤師を経て，2010年より現研究室で特任研究員としてALKBHファミリー分子を標的とするがん治療創薬の研究に従事．'12年より現職．

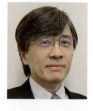

辻川和丈：大阪大学大学院薬学研究科細胞生理学分野教授．1988年大阪大学薬学部助手，2007年大阪大学薬学研究科准教授を経て，'12年より現職．'17年薬学研究科附属化合物ライブラリー・スクリーニングセンター長，'18年より同創薬センター長．がんの革新的治療薬の創製研究を進めている．

特集 RNAが修飾される！

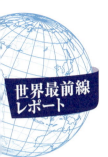

世界最前線レポート

RNA修飾の宝庫
tRNA研究の最前線
27th tRNA conference in Strasbourg

堀　弘幸

はじめに

　tRNA conferenceは，もともと，遺伝暗号の解読にたずさわった研究者たちが，互いの交流の場としてはじめた研究会である．第1回は，1969年，ケンブリッジで開催され，創生期のメンバーには，Khorana, Holleyなど錚々たる顔ぶれが並ぶ．以来，この学会で，tRNAスプライシング，RNase Pのリボザイム活性，tRNAアイデンティティ，RNA修飾による遺伝暗号とアミノアシルtRNA合成酵素のスィッチング，ミトコンドリアの変則遺伝暗号，tRNAの細胞内輸送，tRNAの品質管理など，現在の分子生物学，細胞生物学を支える重要な発見が発表され続けてきた．

　tRNA conferenceがストラスブールで開催されるのは，1980年に続いて二度目である．二度開催された都市は，他にケンブリッジとバンツしかなく，ストラスブールがいかにヨーロッパの学問の拠点であるのかが窺える．ストラスブールは，フランスとドイツを結ぶ街道の要衝に位置し，ライン川水運の拠点でもある．ゆえに，両国がこの街を奪い合い，おびただしい血が流されてきた歴史がある（**写真1**）．今は，フランスとドイツが和解し，その象徴の欧州議会会議場は，tRNA conferenceの会場（**写真2**）から徒歩圏内にある．

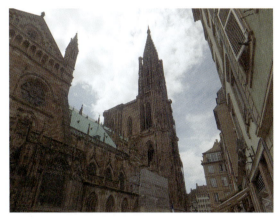

写真1　ノートルダム大聖堂
はるか国境を越えてくる敵軍を発見するため，その塔の高さは欧州随一．今は，雪降るクリスマスの夜に，ストラスブールの街を見下ろす恋人たちのための絶景ポイント．

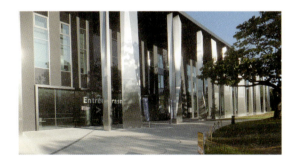

写真2　会場となったconvention center
欧州議会会議場も近く，テロを警戒して建物に入るのにセキュリィティ・チェックがある．

Frontier of study on tRNA：arsenal of RNA modifications—27th tRNA conference
Hiroyuki Hori：Department of Materials Science and Biotechnology, Graduate School of Science and Engineering, Ehime University（愛媛大学大学院理工学研究科物質生命工学専攻）

特集　RNAが修飾される！

1　tRNAは修飾なくしては死んでいた

　27th tRNA conferenceは，Alfonzoの「tRNAは修飾なくしては死んでいた」というキーノート講義からはじまった．この言葉には，2つの意味がある．化学進化の過程で，tRNA修飾が導入されなければ，原始タンパク質合成系は，遺伝暗号を3ヌクレオチドずつ区切ることもできず，tRNAはその精緻な機能を失っていた．もう一つの意味は，今回の学会内容からみえてくる．tRNA修飾のセッションだけで50演題を越え，tRNA biology，翻訳，遺伝病などすべてのセッションでtRNA修飾の重要性が指摘されていた．すなわち，修飾なくしてtRNA研究の今はなかった．

2　私とtRNA conference

　私にとってtRNA conferenceは古い友達に会いに行く学会でもある．今回のtRNA修飾の座長は，Grosjeanとde Crécy-Lagardであった．Lagardの座長はすさまじい．不心得な演者の発表には，「もっと周辺の文献を読みなさい！」，「そのデータから，その結論を言うのは無理がある！」と頭ごなしだ．たぶん，はじめてその光景を目撃する若手研究者は震え上がってしまうだろう．だけど，彼女には悪意がない．あれで，アドバイスをしているつもりだし，言っていることは理にかなっている．一方，Grosjean（**写真3**）も気難しいので有名だ．されど，tRNAの修飾なんて何の役にたっているのか判らないと言われた不遇の時代，彼の不屈の闘志がtRNA修飾の研究を支えた．すなわち，今日の隆盛を招いた立役者の一人として，皆に尊敬されている．1993年のtRNA conferenceでは，初対面の私に，「日本人はみな，エネミーだ！」と言ってのけた．それから25年，きっと，コンペティターほど，彼の仕事の価値を理解していることに気づいてくれたのだろう．2007年には，わざわざ，松山の私の研究室を訪れてくれた．時々，メールも来る．今回は学会の直前に，「最近のお前の仕事は，皆が避けていた課題にストレートに取り組むものが多い．とても素晴らしい．」とメッセージをくれた．

　2日目，この座長二人から昼食に誘われた．その席

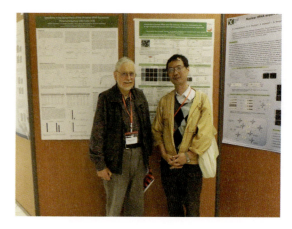

写真3　Grosjeanと私の研究室の中嶋さんのポスターの前で
好熱菌特有の長鎖・分岐鎖ポリアミンは，高温環境下でtRNA^{His}やtRNA^{Tyr}の維持に必須であることを発表した内容．昨年に論文として公開しているので，私としては，すっかり肩の力が抜けている．

上，Grosjeanが原稿の束をとり出して，Lagardと議論しはじめた．どうやら，2人の共著の論文か，総説らしい．テーブルの上に広げられた原稿には，私のよく知っているtRNA修飾酵素の名前がいくつも見える．未発表原稿なのに私に隠す様子もなく，平気で議論を続け，議論そのものを楽しんでいる．ずいぶん，信用されるようになったものだ．

　Ya-Min Houも古い知り合いだ．彼女は，ミトコンドリアtRNAのm^{1}G9はtRNAが正しくフォールディングするのに必要だが，MELAS（ミトコンドリア脳筋症）の変異が入ったtRNAでは，逆にフォールディングを阻害し，病状を悪化させてしまうという最新研究を発表した．この発表内容もおもしろかったが，30年の紆余曲折を経て，彼女がミトコンドリア遺伝病のtRNA研究という大学院生時代のテーマに立ち返ったのが印象深かった．皆，その当時の技術では無理だったが，いつか解決したいというテーマをもっているものだ．コーヒーブレイクの際，声をかけたら，「Hori，あなたの総説は美しい．普通の人は自分のコマーシャルのために総説を書く．だけど，あなたは皆のために総説を書いている．」と逆に褒められた．ここにも，私の著作の愛読者がいたか…されど，「beautiful」と言われたのは初めてだ．

Achermanの発表も記憶に残る．「ヒトで組織特異的に発現するtRNAがあったらおもしろいのになぁ」と大学院生の頃から思っていたが，本当にそれが発見された．第I染色体の末端にコードされているtRNA^{Arg}は，脳特異的に発現し，マウスでは小脳が正しく発育するのに必須だそうだ．たぶん，今後，こういうtRNAがいくつも発見されるのだろう．

　今回，私の研究室からは，平田講師のTrm7–Trm734複合体の構造・機能解析が口頭発表にピックアップされた．Trm7–Trm734は，tRNAアンチコドン一文字目（34位）のメチル化酵素であり，ヒトの場合，この酵素の機能障害はX染色体連鎖精神発達遅滞を起こす．この複合体がどうして特定のtRNAの一か所のみに作用するのか，X線結晶構造解析，X線小角散乱，生化学解析を組み合わせて説明する内容である．まだ，論文として公開していない未発表データで，会場には，論文のレフリーとなりうる人達がたくさんいる．ここには，国際学会ならではの格別の緊張感がある．

　Westhof，Frorentz，Kothe，Swailjio…たくさんの人と挨拶を交わした．現役バリバリの人もいれば，リタイアした人もいる．私には，引退まで，まだ少し時間が残されている．現在進行形の仕事も多数ある．皆に元気をもらって，ストラスブールを後にした．

Profile　　　　　　　　　　　　　　　著者プロフィール

堀　弘幸：1989年 東京大学・大学院工学系研究科・博士課程修了．博士（工学）．大学院生時には，tRNA修飾とタンパク質合成系の研究を行っていた．2000年愛媛大学に着任以降，tRNA修飾を軸にした仕事を再開し，現在に至る．今回の学会報告は，若者の学会見聞録とは一味違ったものにすることを心がけて書いてみました．そのトーンが伝われば，幸いです．

Book Information

はじめてでもできてしまう 科学英語プレゼン　【新刊】

"5S"を学んで，いざ発表本番へ

著／Philip Hawke，太田敏郎

理系コンテンツを英語ではっきりと伝えるには？ Story, Slides, Script, Speaking, Stage の"5S"に沿って準備すれば，誰もができる！ ロングセラー「日本人研究者のための絶対できる英語プレゼンテーション」の著者が贈るクイック＆入門編．日本人学生と歩んだ20年の実践ノウハウ!!

プレゼンは準備が9割！
どうしよう（ ╥ ;≡;╥ ）を 安心ε-(´∀｀*) に変える特効薬

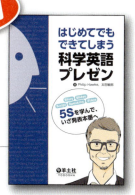

◆定価（本体1,800円＋税）
◆1色刷り　A5判　126頁
◆ISBN978-4-7581-0850-8

発行　羊土社

特集　RNAが修飾される！

rRNAメチル化による
リボソームと寿命の制御

宮田真衣，大徳浩照，深水昭吉

生物種によって異なるが，rRNAには100～200カ所の修飾部位があるといわれている．そのなかでも，リボースや塩基のメチル化について化学的に研究が進展してきたが，生物学的な研究では，リボースの2′-O-メチル化を触媒するメチル化酵素の解析が中心に行われてきた．一方，酵母においては塩基メチル化酵素としてRrp8が同定されていたが，多細胞生物では塩基メチル化に関与する酵素は見出されていなかった．ごく最近，多細胞生物の塩基メチル化酵素が同定されたことから，本稿では，その生物学的意義について概説したい．

> **キーワード**　rRNA修飾，塩基メチル化，リボースメチル化，メチル化酵素，多細胞生物

■ はじめに

　リボソームは細胞内でタンパク質を合成する場であり，真核生物では4つのrRNAと約80のリボソームタンパク質から構成され，40Sサブユニットと60Sサブユニットに分けることができる．リボソームタンパク質は細胞質で合成された後，核内へと運ばれ，新規合成されて修飾を受けたrRNAと核小体において結合し，形成した大小サブユニットは細胞質へ輸送される．その後，細胞質に移行した小サブユニットにメチオニン(Met)と結合した開始tRNAと開始因子が会合し，複合体を形成する．この複合体がmRNAの5′末端に結合し，mRNA鎖に沿って移動して，開始コドンであるAUGと開始tRNAが塩基対を形成することで開始因子が離れ，大サブユニットと結合し，リボソームが完成する[1]．近年，酵母や線虫を用いた研究から，これらリボソームタンパク質や翻訳開始因子の変異体でタンパク質合成が低下し，寿命延長を示すことが報告され，翻訳の変化が生物の寿命に影響を及ぼすことが示唆された[2〜4]．しかし，リボソームタンパク質や翻訳開始因子とは対照的に，寿命・老化におけるrRNA修飾の役割はこれまで明らかにされてこなかった．そこで本稿では，rRNAメチル化修飾によるリボソーム形成の変化と，近年報告された寿命制御について概説する．

1 rRNAとその修飾

　rRNAは，リボソーム構成要素のおよそ3分の2を占めており，中心骨格を担っている．真核生物のrRNAには，60Sサブユニットに含まれる5S，28S，5.8S rRNAと40Sサブユニットに含まれる18S rRNAが存在する．5S rRNAがRNAポリメラーゼⅢによって合成されるのに対し，28S，18Sと5.8S rRNAはRNAポリメラーゼⅠによって1つの大きいrRNA前駆体として転写され，その後，さまざまな化学修飾と切断を受けて成熟する（図1）[5]．真核生物のrRNA修飾には，2′-OHのメチル化修飾およびシュードウリジン(psuedouridine)が多く含まれる[6]．その他は塩基の修飾であり，その多くがメチル化である．塩基の修飾は総数，位置の観点から生物種間で最も保存されてい

Regulation of ribosome and longevity by rRNA methylation
Mai Miyata/Hiroaki Daitoku/Akiyoshi Fukamizu：Life Science center for Survival Dynamics, Tsukuba Advanced Research Alliance, University of Tsukuba（筑波大学生存ダイナミクス研究センター）

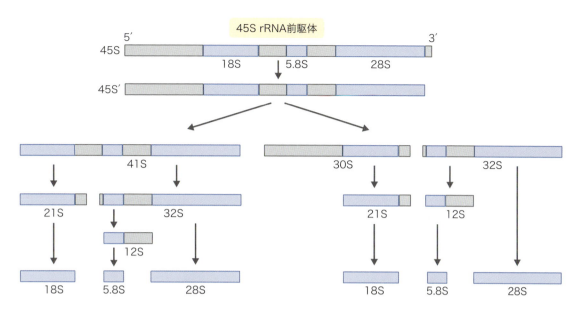

図1 rRNA転写後プロセシング：2つの異なる様式が存在

る修飾であり，真核生物では約10カ所の修飾が同定されている[7)8)]．これらrRNA修飾の大半は，小サブユニットの暗号解読に必要であり，大サブユニットのペプチド転移反応活性中心やサブユニット間の会合など，リボソームの機能に重要な領域に集中して存在しており，その重要性が示唆される[9)]．

2 rRNAメチル化とリボソーム形成

核小体タンパク質であるNMLはSIRT1およびSUV39H1との複合体を形成し，細胞内のグルコース欠乏に応答してヒストンH3の9位のジメチルリジン（H3K9me2）に結合することで，リボソームDNA（rDNA）転写を抑制する[10)11)]．NMLはヒストンに対してメチル化酵素活性を示さないが，そのC末端半分にロスマンフォールド（Rossmann-fold）メチル化酵素様ドメインを含み，メチル基供与体であるS-アデノシルメチオニン（SAM）と結合することが知られていた[11)]．さらに，酵母のNML相同体であるRrp8は，25S rRNAにおけるSAM依存性N^1-メチルアデノシン（m^1A）修飾の原因となる遺伝子として同定されている．しかし，m^1A修飾に対するNMLの寄与や，哺乳類においてm^1A修飾をはじめとするrRNAの塩基メチル化がリボソーム機能と関連する生物学的事象を制御するのかどうかは不明なままであった．そこでわれわれは，HeLa細胞とマウス胎仔線維芽細胞（MEF）を用い，NMLがm^1A修飾に関連するかどうかを検証した．その結果，ヒトとマウス28S rRNAの1309位と1136位のm^1A修飾にNMLが必要であることを発見した[12)]．さらに，ショ糖密度勾配遠心を用いて分画を行い，NMLノックダウンHeLa細胞においてリボソームサブユニット形成を分析したところ，18S rRNA，28S rRNAともにコントロール細胞と同じ画分に分布していたが，28S rRNA量が減少していることを見出した．このことから，NMLのノックダウンが60Sサブユニットの減少をもたらすことが明らかとなった．

次にわれわれは，リボソームタンパク質のなかにはp53の安定性と活性化にかかわるものがあることが報告されていることから，NMLはリボソームタンパク質を介したp53の安定化と活性化にかかわっているのかを精査した．すると，興味深いことに，NMLノックダウンによって，p53経路を活性化するRPL11-MDM2複合体の相互作用が増加していた．さらに，NMLノックダウン細胞でのp53の活性化も確認することができた．すなわち，NMLノックダウンは，RPL11-MDM2相互作用を増加させ，p53活性化を誘導するというこ

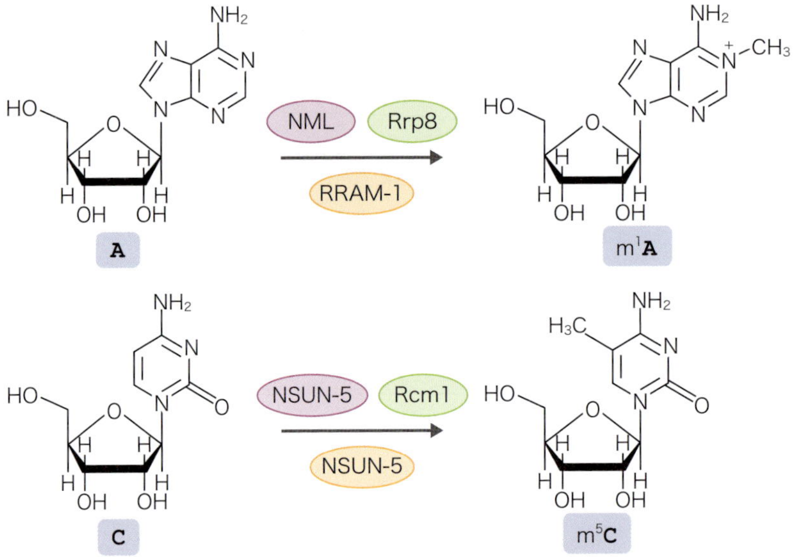

図2 m^1Aとm^5Cの哺乳類，酵母，線虫のメチル化酵素

とがいえる．以上のことをまとめると，NMLは28S rRNAのm^1A修飾を介してリボソーム大サブユニット形成に関与し，それによってp53経路を介した細胞増殖を調節することが示唆された．

3 rRNAメチル化と寿命制御

メチル化酵素NSUN5は，ヒト28S rRNA中の3782位を特異的にメチル化し，m^5Cに変換する[13]．この酵素は酵母で研究が進められており，25S rRNAの2278位のシトシンをメチル化するRcm1がホモログとして知られている[14)15)]（図2）．このメチル化部位は，酵母，線虫およびハエにおいて保存されており，複数の高度に保存された他の修飾rRNAヌクレオチドに隣接するrRNA領域に位置している[16]．さらに，線虫においては，酵母C2278に対応するC2381が実際に線虫オルソログであるNSUN-5によってメチル化されていることから，修飾酵素だけでなく，標的部位や分子メカニズムも，これらの2つの生物間で類似している可能性が考えられる[16]．

Rcm1による酵母25S rRNA C2278のメチル化が，リボソームの安定性に寄与していることは以前から報告されていた[15]．m^5C2278とG2288でのリボースメチル化（Gm2288）がともに消失すると，劇的なリボソームの不安定化を引き起こし，60Sリボソームサブユニットが失われる．この不安定性は，25S rRNAの構造の変化および大サブユニットからの複数のリボソームタンパク質の損失によって引き起こされることが明らかになっている．

このメチル化酵素をノックダウンすると，酵母，線虫において寿命および，熱ストレス・酸化ストレスなどに対する耐性が増加することが，2015年に報告された[16]．興味深いことに，NSUN-5ノックダウン線虫における寿命延長は自由摂食条件下ではみられず，食餌制限をかけると有意に寿命が延長し，酵母でも同様の傾向が観察された．つまり，NSUN5のレベル低下は，複数のストレスに対する耐性を上昇させるのに加え，餌の量が少ない時，もしくはエネルギー含有量の少ない餌のときだけに，寿命に影響することが示された．また，ストレス下において，Rcm1ノックアウト細胞におけるC2278メチル化の喪失は，80Sポリソームから80Sモノソームへのシフトを引き起こす．このリボソーム構造の主な違いはストレスに晒した30分後に現れることから，C2278のRcm1依存性メチル化は急性ストレスに対するバランスのとれたリボソーム応答にとって重要であることが示唆されている．さらに，

C2278メチル化を欠くリボソームをもつRcm1ノックアウト細胞では，mRNAからの翻訳の忠実度が変化し，誤読や終止コドンのリードスルーが増加する．これは，すでに報告されている酸化ストレスによる翻訳の忠実度の変化と類似しており，C2278の非メチル化状態が，酸化ストレスに対抗する活性化細胞状態に似ていることを示唆している．以上のことから，Rcm1のレベルが低下すると，複数の高度に保存されたrRNA修飾部位に隣接するrRNA領域のC2278メチル化の減少および構造変化を引き起こし，酸化ストレスと同様の様式でmRNAのリクルートを伴う翻訳忠実性が変化して，ストレス耐性および寿命の増加をもたらすと考えられる．

おわりに

rRNAメチル化と寿命に関する研究は発展途上であり，明確な関係性を示した論文は現時点（2018年8月）で前述の1つしか報告されていない[16]．一方でわれわれは，NMLの線虫ホモログであるRRAM-1を同定し（図2），これが26S rRNAの674付近のm1A修飾に寄与することを見出している[17]．このメチル化酵素と寿命との関連は明らかになっていないが，Hamiltonら[18]によるノックダウンスクリーニングによると，本遺伝子が寿命延伸に関与することが報告されており，RRAM-1のrRNAメチル化によるリボソーム形成の制御と寿命の関係性が示唆さる．今後，線虫におけるrRNAの塩基メチル化と寿命延伸がどのような分子のしくみで結びついているのか，解明が待たれるところである．さらに，シングルセルにおけるrRNAの塩基メチル化の検出方法も報告[19]されるようになり，詳細な修飾についての研究が進展することが期待される．

文献

1) 『細胞の分子生物学 第6版』（Alberts B／著），GARLAND SCIENCE, 2015
2) Hansen M, et al：Aging Cell, 6：95-110, 2007
3) Steffen KK, et al：Cell, 133：292-302, 2008
4) Zid BM, et al：Cell, 139：149-160, 2009
5) Hadjiolova KV, et al：Eur J Biochem, 212：211-215, 1993
6) Decatur WA & Fournier MJ：Trends Biochem Sci, 27：344-351, 2002
7) Hauenschild R, et al：Nucleic Acids Res, 43：9950-9964, 2015
8) Sharma S & Lafontaine DLJ：Trends Biochem Sci, 40：560-575, 2015
9) 荒井大河, et al：リボソームRNAの転写後修飾とアセンブリー．『リボソームの機能調節と疾患』（常岡誠，剣持直哉／企画），生化学，85：896-908, 2013
10) Grummt I & Ladurner AG：Cell, 133：577-580, 2008
11) Murayama A, et al：Cell, 133：627-639, 2008
12) Waku T, et al：J Cell Sci, 129：2382-2393, 2016
13) Sloan KE, et al：RNA Biol, 14：1138-1152, 2017
14) Sharma S, et al：Nucleic Acids Res, 41：9062-9076, 2013
15) Gigova A, et al：RNA, 20：1632-1644, 2014
16) Schosserer M, et al：Nat Commun, 7：11530, 2014
17) Yokoyama W, et al：J Biochem, 163：465-474, 2018
18) Hamilton B, et al：Genes Dev, 19：1544-1555, 2005
19) Ranasinghe RT, et al：Nat Commun, 9：655, 2018

Profile
筆頭著者プロフィール

宮田真衣：筑波大学大学院生命環境科学研究科生物資源科学専攻．RNAのメチル化酵素について，線虫を用いて研究を進めている．特に，老化との関連に興味をもち，寿命の調節に関連するメチル化酵素に焦点を当てて研究を進めている．そのなかでも，RNAメチル化酵素の候補分子が，どのようなしくみで生物活性を発揮しているかを明らかにしたいと思っている．

特集　RNAが修飾される！

RNA修飾機構を利用したRNA編集技術の開発

福田将虎

RNA編集は，DNAに記載された塩基配列情報がRNAの段階で変換されるRNA修飾機構の一種であり，さまざまな生体内プロセスの制御に携わっている．近年，これらRNA編集機構の原理を利用した遺伝子改変・制御技術，すなわちRNA編集技術の開発が進んでいる．すでに実応用が開始されているゲノム編集技術に対して，RNA編集技術は一時的に遺伝情報を書き換えるという特徴から，従来技術と並ぶまたは相補的な役割を果たす新たな遺伝子制御技術として医療・創薬分野への応用が期待されている．本稿では，RNA修飾機構を利用したRNA編集技術について紹介する．

キーワード　　RNA編集技術，A-to-I RNA編集機構，ADAR，ガイドRNA

はじめに

近年，生物の生命現象を遺伝情報レベルで制御または改変する方法が，さまざまな分野に急速に普及しはじめている．CRISPR/Cas9を筆頭とするゲノム編集技術[1]〜[5]は，生物の設計図であるゲノムDNAを書き換える簡便かつ効果的な方法であり，現在最も注目されている遺伝子改変技術である（図1）．ゲノムDNAの改変効果は対象細胞に留まらず，その子孫細胞にまで永続的に残すことができるため，生物の生命現象を思いどおりに操るための究極の技術として，農作物の品種改良などの遺伝子組換え生物の創出だけに留まらず，疾患治療を目的とした医療技術展開をはじめ，幅広い分野での応用がすでに開始されている．

一方で，タンパク質翻訳時に情報分子として働くメッセンジャーRNA（mRNA）もまた，ゲノム情報が写し取られた遺伝情報をもつ分子である．生体内に恒常的に存在するゲノムDNAに対して，mRNAは合成・分解がくり返される一過性の情報分子である．したがって，RNA情報の書き換えは，ゲノム編集とは異なり，遺伝情報が一時的に改変されることになる．つまり，RNA編集もゲノム編集と同様に，遺伝情報レベルでタンパク質機能を改変する，ひいては生命現象を制御することができる遺伝子改変技術として捉えることができる（図1）．RNA編集とゲノム編集が最も異なる点は，改変効果が永続的であるか一過的であるかという点である．オフターゲット（意図しない場所が改変される）の観点では，ゲノム編集の場合はその効果も永続的に残り続けてしまうことから，その影響は大きな問題となるが，RNA編集の場合は，オフターゲット効果もまた一過的になるため，医療・創薬分野においてはRNA編集技術の方がより安全な遺伝子改変技術であるといえる．そのような背景から，近年，ゲノム編集とは異なるまたは相補的な新たな遺伝子改変技術として，RNA編集技術の開発・研究がさかんに行われている．なかでも，RNA修飾の一種である「A-to-I RNA編集機構」を基盤としたRNA編集技術がすでにいくつか報告されている．本稿では，RNA編集技術開発という視点からRNA編集機構について概説し，これまでに開発されたRNA編集技術の原理と特徴について紹介する．

Genetic modification and regulation technology based on an RNA editing mechanism
Masatora Fukuda：Department of Chemistry, Faculty of Science, Fukuoka University（福岡大学理学研究科）

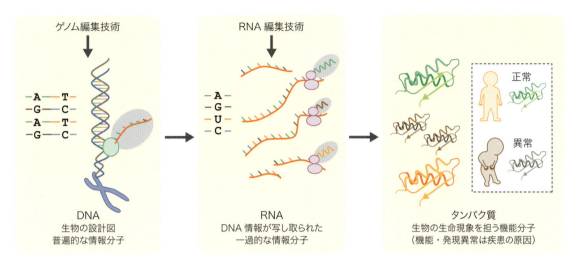

図1　ゲノム編集技術とRNA編集技術

1　A-to-I RNA編集機構と編集酵素ADAR

　DNAの塩基配列情報をRNAレベルで改変する技術，すなわちRNA編集技術を開発するにあたり，現在着目されているのは，生物が内在的に有するRNA編集機構である．RNA編集機構は，RNA塩基の置換，挿入，欠失によりDNAの塩基配列情報が書き換えられるRNA修飾の一種である．中でも，RNA鎖中のアデノシン（A）が加水的脱アミノ化反応によりイノシン（I）に変換されるA-to-I RNA編集は，ヒト生体内で最も高頻度に行われているRNA編集である[6]〜[8]．mRNA上に生じたIは，タンパク質翻訳の際にグアノシン（G）として認識されるため，RNA編集は，コドン変換を通して，ゲノムDNAに記載された情報とは異なるアミノ酸配列を持つタンパク質を生成することができる（図2）．また，A-to-I置換は，酵素活性中心やタンパク質リン酸化部位をはじめとするタンパク質機能を担う重要なアミノ酸残基の置換だけでなく，翻訳開始または終止コドンの変換によりタンパク質翻訳領域を改変することも可能である．つまりA-to-I RNA編集は，多くの遺伝子機能および発現の制御が可能な，RNAレベルでのDNA塩基配列情報変換機構であるといえる．これらA-to-I RNA編集機構の特性から，「標的とする目的部位にA-to-I RNA編集を誘導する」ことを原理とするRNA編集技術の開発が進んでいる．

　具体的なRNA編集技術について述べる前に，A-to-I RNA編集の担い手である編集酵素，二本鎖RNA特異的アデノシンデアミナーゼ（adenosine deaminase acting on RNA：ADAR）について触れておきたい．ADARは，ヒト生体内では3種類の遺伝子が同定されている[9]．これまで編集活性が明らかにされているものは，ADAR1遺伝子[10]とADAR2遺伝子[11]の2種類である．ADAR1，ADAR2とも，主に神経細胞で発現量が高いが，多くの細胞種でその発現が確認されている．ADARタンパク質は，加水の脱アミノ化反応を触媒するデアミナーゼドメイン（deaminase domain：DD）と，複数の二本鎖RNA結合ドメイン（double stranded RNA binding domain：dsRBD）を共通ドメインとして有する（図2）．これらドメイン構造と，ADARは長いdsRNA構造中のアデノシンを好んで編集するという点から，ADARは主にdsRBDで標的RNAを認識・結合し，その際にDDに近接したアデノシンをイノシンに編集するという特徴をもつ酵素である．A-to-I置換を原理とするRNA編集技術開発から見れば，ADARまたはDDは，タンパク質で構成されるA-to-I変換を触媒する活性ユニットとして捉えることができる．つまり，これら活性タンパク質を利用し，設定した標的部位に高効率かつ特異的なRNA編集を誘

特集　RNAが修飾される！

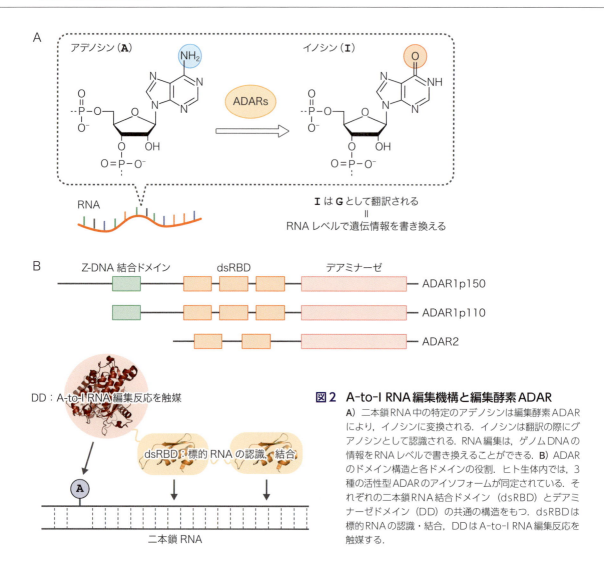

図2　A-to-I RNA編集機構と編集酵素ADAR
A) 二本鎖RNA中の特定のアデノシンは編集酵素ADARにより，イノシンに変換される．イノシンは翻訳の際にグアノシンとして認識される．RNA編集は，ゲノムDNAの情報をRNAレベルで書き換えることができる．**B)** ADARのドメイン構造と各ドメインの役割．ヒト生体内では，3種の活性型ADARのアイソフォームが同定されている．それぞれの二本鎖RNA結合ドメイン（dsRBD）とデアミナーゼドメイン（DD）の共通の構造をもつ．dsRBDは標的RNAの認識・結合，DDはA-to-I RNA編集反応を触媒する．

導する方法を開発できれば，その方法がRNA編集技術になる．

2　A-to-I RNA編集を利用したRNA編集技術

これまでに開発されたA-to-I RNA編集を利用したRNA編集技術には，大きく分けて2種類の方法がある（図3）．一方は，人為的に改変したDDを用いる方法であり，他方は，天然型ADARの編集活性そのものを利用する方法である．どちらの方法論も，活性ユニットを標的部位に誘導するために，ガイドRNA（gRNA）を用いる．これらgRNAは，標的RNAと相補的な配列領域と，活性ユニットと結合または相互作用する領域を含む．つまり原理としては，gRNAに標的編集部位周辺と相補的な配列を導入することで，設定した目的部位に活性ユニットを誘導し，A-to-I RNA編集するというものである．以下にこれまで開発されたRNA編集技術の原理について紹介する．

❶ 改変型DDを利用したRNA編集技術

先に述べたように，ADARはdsRBDによって標的配列を決め，DDでA-to-I RNA編集を触媒する．そこで，dsRBDをgRNAと交換（またはDDにgRNAを導入）して得られるDD-gRNAを用いて，gRNAと相補的な

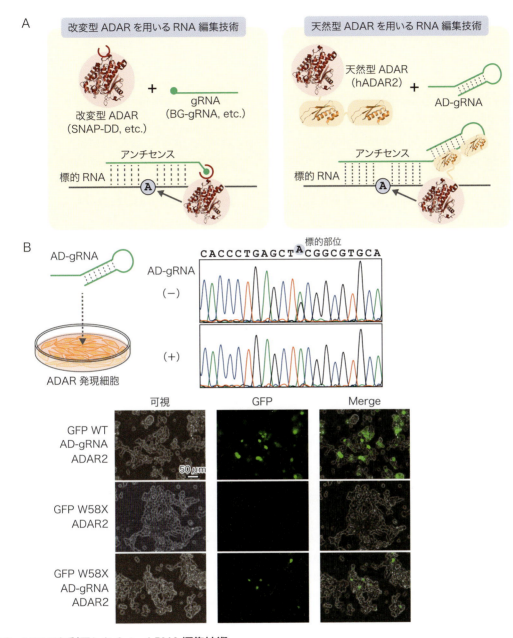

図3 ADARを利用したA-to-I RNA編集技術

A) 改変型ADARを用いた方法と，天然型ADARの編集活性を利用する方法を示した．両方法論とも，活性ユニットを相補的なRNA配列（アンチセンス）を用いて標的RNAに誘導し，目的とする部位をA-to-I編集する．**B)** AD-gRNAの細胞内RNA編集誘導能評価．Tet-onシステムによりhADAR2およびGFPを過剰発現させた細胞に，AD-gRNA発現プラスミドを形質導入し，標的部位に編集が誘導できるかどうかを確認した実験．各種プラスミドを導入した細胞から抽出したGFP mRNAを逆転写によりcDNAに変換し，増幅後，ダイレクトシーケンシングにより得られたクロマトチャートを示す．（−）はAD-gRNA発現なしの条件．AD-gRNA発現プラスミドを導入したときのみ，標的部位（A200）に編集に由来するGのピークが観測できる．下段は，AD-gRNAによるRNA編集誘導が標的遺伝子発現を制御できるかどうかを確認した実験．翻訳領域中に終止コドン（UAG）を挿入したGFP（GFP_W58X）を蛍光レポーターとして用いた．AD-gRNAの編集誘導によりUAG（stop）コドンがUIG（Trp）コドンに変換された場合にのみ成熟型GFPを発現する．図には，GFP_W58X（GFP WT：野生型GFP），hADAR2，AD-gRNAの発現プラスミドをHEK293細胞に形質導入した時の蛍光顕微鏡観察結果を示す．AD-gRNAを導入した細胞では，蛍光を発する細胞が観測されている．（写真は文献21より転載）

配列を有する部位にRNA編集を誘導する方法が考案された．DDは，二本鎖構造を形成しているRNA中のアデノシンには反応するが，一本鎖ではほとんど活性を示さないことが明らかになっている．実際には，標的RNAとgRNAの相補鎖形成は，DDを標的部位に誘導すると同時に，標的部位周辺に基質構造となる二本鎖構造を誘起できるように巧妙な仕掛けが施されている．DDとgRNAの連結には，SNAP-tagとベンジルグアニン（BG）の反応を利用して共有結合で連結する方法[12]と，RNA-ペプチド相互作用モチーフ[13][14]を利用して非共有的な相互作用で複合体を形成させる方法[15][16]が開発されている．また近年，RNA editing for programmable A to I replacement（REPAIR）と名付けられた，CRISPR/Casシステムを巧みに利用したRNA編集技術も開発されている[17]．いずれの技術も，*in vitro*のみならず生細胞内でのRNA編集誘導にすでに成功しており，広い分野で応用可能なRNA編集基盤技術としての可能性が示されている[18]．

❷ 天然型ADARの編集活性を誘導するRNA変異導入技術

ADARは多くの細胞種においてもその発現が確認されており，ヒト生体内では絶えずA-to-I RNA編集が行われている[19][20]．したがって，生体内のADARの編集活性を目的部位に誘導することができれば，組換えタンパク質を必要としないRNA編集技術が構築できる．われわれの研究グループでは，生体内のA-to-I RNA編集機構を利用したRNA編集技術の開発を目的とし，これまでに天然型ヒトADAR2（hADAR2）の編集活性を標的部位に誘導するgRNA（編集ガイドRNA：AD-gRNA）を構築した[21]．AD-gRNAは，hADAR2の基質RNAであるGluR2 pre-mRNAの構造を基盤に設計し，先の技術で紹介したgRNAと同様に相補配列を用いることで，任意の標的部位に対して編集を誘導できる．これまでに，ヒト培養細胞におけるRNA編集誘導活性ならびにRNA編集誘導による標的遺伝子の機能的な発現制御に成功している．これらの研究から，RNA編集機構を利用したRNA変異導入技術の基盤的方法論が示されている[21][22]．

おわりに

本稿では，RNA修飾機構の一つであるRNA編集機構を応用した，新たな遺伝子改変技術の開発研究について紹介した．RNA編集技術は，近年ようやく基礎技術が確立し，疾患治療応用や創薬研究などの応用研究もはじまりつつある．いまだ，RNAレベルでの塩基配列改変が細胞または生体にどれくらいの影響を与えるのかについては不明な部分がほとんどだ．これから，さまざまな研究にRNA編集技術が広く用いられることで，生体内RNA編集機構そしてRNA情報のさらなる意義が見えてくるのではないかと期待している．また，その他のRNA修飾も，RNA機能の調節を通して，さまざまな生命現象の制御に関わっている．今回は，RNA編集が塩基配列情報の改変が可能であるという点から，遺伝子改変技術への応用を紹介したが，RNA編集技術と同様に，さまざまなRNA修飾技術が開発されれば，これまで明らかにされなかった新たなRNA修飾の意義が見えるかもしれない．今後は他のRNA修飾の制御技術開発にもチャレンジしたい．

文献

1）Jinek M, et al：Science, 337：816-821, 2012
2）Ran FA, et al：Nat Protoc, 8：2281-2308, 2013
3）Kim YG & Cha J：Proc Natl Acad Sci U S A, 93：1156-1160, 1996
4）Porteus MH & Carroll D：Nat Biotechnol, 23：967-973, 2005
5）Zhang F, et al：Nat Biotechnol, 29：149-153, 2011
6）Peng Z, et al：Nat Biotechnol, 30：253-260, 2012
7）Bass BL：Annu Rev Biochem, 71：817-846, 2002
8）Wulff BE & Nishikura K：Wiley Interdiscip Rev RNA, 1：90-101, 2010
9）Nishikura K：Annu Rev Biochem, 79：321-349, 2010
10）Kim U, et al：Proc Natl Acad Sci U S A, 91：11457-11461, 1994
11）Melcher T, et al：Nature, 379：460-464, 1996
12）Stafforst T & Schneider MF：Angew Chem Int Ed Engl, 51：11166-11169, 2012
13）Chattopadhyay S, et al：Proc Natl Acad Sci U S A, 92：4061-4065, 1995
14）Austin RJ, et al：J Am Chem Soc, 124：10966-10967, 2002
15）Montiel-Gonzalez MF, et al：Proc Natl Acad Sci U S A, 110：18285-18290, 2013
16）Vallecillo-Viejo IC, et al：RNA Biol, 15：104-114, 2018
17）Cox DBT, et al：Science, 358：1019-1027, 2017

18) Vogel P & Stafforst T：Curr Opin Biotechnol, 55：74-80, 2018
19) Picardi E, et al：Sci Rep, 5：14941, 2015
20) Tan MH, et al：Nature, 550：249-254, 2017
21) Fukuda M, et al：Sci Rep, 7：41478, 2017
22) Wettengel J, et al：Nucleic Acids Res, 45：2797-2808, 2017

Profile

著者プロフィール

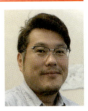

福田将虎：2007年 京都大学大学院エネルギー科学研究科において，森井孝教授のもと学位〔博士（エネルギー科学）〕を取得．研究テーマは，RNA-ペプチド複合体を用いた機能性分子の創製．'07年から'10年にかけて，京都大学次世代開拓研究ユニット研究員，京都大学大学院エネルギー科学研究科グローバルCOEプログラム特定助教を歴任．'10年より福岡大学理学部化学科助教．生体内のRNA修飾機構に興味を持ち，RNA編集に関する研究を開始．'18年より同准教授．現在は，学生中心の研究室メンバーと共に，RNA編集機構の理解と制御及びRNA編集技術の開発研究を行っています．

Book Information

研究者・留学生のための
アメリカビザ取得完全マニュアル 近刊

12月上旬発行予定

Now Printing

著／大蔵昌枝（Taylor English Duma LLP, ジョージア州弁護士）
監修／大須賀 覚（エモリー大学）
　　　野口剛史（OFS Fitel LLC, ジョージア州弁護士）

移民法を専門とするアメリカの弁護士が
具体的な手順と注意点を徹底解説します！

◆定価（本体3,200円＋税）
◆1色刷り　A5判　約170頁
◆ISBN978-4-7581-0849-2

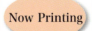
発行 羊土社

特集関連書籍のご案内

実験医学 2018年1月号 Vol.36 No.1
どこでも 誰でも より長く
ナノポアシークエンサーが研究の常識を変える！

荒川和晴／企画

新たな原理に基づくシークエンサーは解析対象・場所を選びません．これまで難しかったリピート配列や構造変異の解析，また小型の機器本体は医療現場での迅速感染症診断を可能に．各分野における最新研究成果をご紹介します！

B5判　139頁　2017年12月発行
定価（本体 2,000円＋税）
ISBN 978-4-7581-2503-1

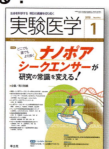

実験医学増刊 Vol.31 No.7
生命分子を統合する
RNA ─その秘められた役割と制御機構

塩見春彦，稲田利文，泊　幸秀，廣瀬哲郎／編

様々な種類のRNAについて最先端の研究をまとめたレビュー集．分子の性質や制御機構から，世代間シグナル，感染記憶，核内構造体構築，人工リボスイッチなどのRNAの知られていなかった機能に迫る総力特集！

B5判　236頁　2013年4月発行
定価（本体 5,400円＋税）
ISBN 978-4-7581-0330-5

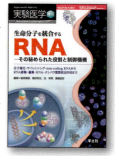

実験医学別冊
NGSアプリケーション
RNA-Seq 実験ハンドブック
発現解析からncRNA、シングルセルまであらゆる局面を網羅！

鈴木　穣／編

次世代シークエンサーの最注目手法に特化し，研究の戦略，プロトコール，落とし穴を解説した待望の実験書が登場！発現量はもちろん，翻訳解析など発展的手法，各分野の応用例まで，広く深く紹介します．

A4変型判　282頁　2016年3月発行
定価（本体 7,900円＋税）
ISBN 978-4-7581-0194-3

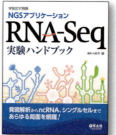

実験医学別冊
次世代シークエンス
解析スタンダード
NGSのポテンシャルを活かしきる WET&DRY

二階堂 愛／編

エピゲノム研究はもとより，医療現場から非モデル生物，生物資源まで各分野の「NGSの現場」が詰まった1冊．コツや条件検討方法などWET実験のポイントが，データ解析の具体的なコマンド例が，わかる！

B5判　404頁　2014年8月発行
定価（本体 5,500円＋税）
ISBN 978-4-7581-0191-2

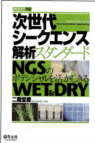

実験医学増刊 Vol.33 No.20
ノンコーディング
RNA テキストブック
最新の医学・創薬研究、方法論とマイルストーン論文200報

塩見美喜子，中川真一，浅原弘嗣／編

RNAiの発見からこれまで急速に進んできたノンコーディングRNA研究の総編集！マイルストーン論文200報分の研究史から，知っておいて損はないCLIPやCRISPRなどの実験手法までを1冊に凝集！

B5判　251頁　2015年12月発行
定価（本体 5,400円＋税）
ISBN 978-4-7581-0351-0

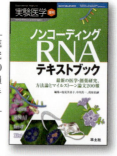

無敵のバイオテクニカルシリーズ
RNA 実験ノート 上巻
RNAの基本的な取り扱いから解析手法まで

稲田利文，塩見春彦／編

基本がよくわかる好評の実験入門シリーズに「RNA実験ノート」が遂に登場！上巻ではRNAの抽出・検出・精製・同定，in vitro反応など基本手法を丁寧に解説．RNA実験初心者の頼りになる一冊です！

A4判　188頁　2008年3月発行
定価（本体 4,300円＋税）
ISBN 978-4-89706-924-1

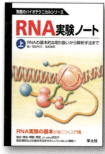

発行　羊土社　YODOSHA
〒101-0052　東京都千代田区神田小川町2-5-1　TEL 03(5282)1211　FAX 03(5282)1212
E-mail：eigyo@yodosha.co.jp
URL：www.yodosha.co.jp/

ご注文は最寄りの書店，または小社営業部まで

特集関連バックナンバーのご案内

本特集「RNAが修飾される！」に関連した，これまでの実験医学特集・増刊号の一部を以下にラインナップしました．分野の歴史の学習から関連トピックの理解まで，ぜひお役立てください．

実験医学 1987年5月号 Vol.5 No.5
遺伝子発現の制御
企画／村松正実

実験医学 2004年増刊号 Vol.22 No.17
躍進するRNA研究
編集／中村義一，塩見春彦

実験医学 2005年7月号 Vol.23 No.12
RNAの成熟化プロセス
企画／鈴木　勉，廣瀬哲郎

実験医学 2006年4月号 Vol.24 No.6
non-coding RNAの機能解明に挑む
企画／林﨑良英

実験医学 2007年1月号 Vol.25 No.1
翻訳制御—RNAが支配する生命現象の根幹
企画／中村義一

実験医学 2007年4月号 Vol.25 No.6
small RNAの新機能
企画／塩見美喜子

実験医学 2008年増刊号 Vol.26 No.10
RNAの機能解明と医療応用
編集／林﨑良英，安田　純

実験医学 2009年5月号 Vol.27 No.8
microRNAの制御異常と癌
企画／落谷孝広

実験医学 2010年増刊号 Vol.28 No.10
拡大・進展を続けるRNA研究の最先端
編集／塩見春彦，塩見美喜子，稲田利文，廣瀬哲郎

実験医学 2010年10月号 Vol.28 No.16
RNAの時空間的動態をみる
企画／礒辺俊明，高橋信弘

実験医学 2011年7月号 Vol.29 No.11
長鎖ncRNAが制御する多彩な生命現象
企画／中川真一，影山裕二

実験医学 2016年12月号 Vol.34 No.19
coding RNAルネッサンス
編集／片岡直行，前田　明

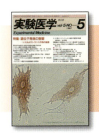 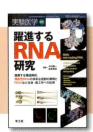 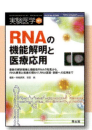 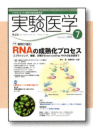 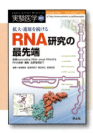

2016年以前の号は羊土社ホームページから電子版（PDF）でご購入できます

DIGITAL ARCHIVE ～電子バックナンバー～

「実験医学」既刊誌をデジタルデータで復刻いたしました．
現在市販されていない「実験医学」既刊誌の，1983年創刊号から2016年までを電子版（PDF）にて取り揃えております．

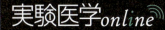 www.yodosha.co.jp/jikkenigaku/archive/

実験医学 2019年のご案内

次号予告（1月号 Vol.37 No.1）

特集 核酸医薬のいま
～次なる創薬モダリティの本命（仮題）

企画／井上貴雄（国立医薬品食品衛生研究所）

核酸医薬は，従来の医薬品が狙えない分子を標的にでき，さらに低コストで開発・製造できるため「次世代の創薬モダリティ（治療手段）の本命」と期待されています．ここ数年で複数の核酸医薬が認可され，さらに臨床試験数も大幅に増加しており，いよいよ開発のためのプラットフォームが整ってきた状況です．本特集では，核酸医薬の原理としてsiRNAやmiRNAといった短い核酸が織りなす多彩な生体制御と医薬品開発を支える化学修飾，DDS，配列設計などの基盤技術の革新を紹介します．

目次
- 概論―核酸医薬―オリゴ核酸による多彩な生体制御　　井上貴雄
- アンチセンス医薬の開発動向　　小比賀 聡
- siRNA医薬の開発動向　　山田陽史
- アプタマー医薬の開発動向　　藤原将寿
- CpGオリゴの開発動向　　石井 健
- 核酸医薬のDDS　　西川元也
- RNAデータベースの整備　　河合 純
- RNA検索技術（*in silico*解析）　　内藤雄樹

連載

Trend Review
臨床研究法（仮）　　山本奈津子，川嶋実苗

Next Tech Review
がんの個別化医療を切り拓く鶏卵がんモデル（仮）
　　玉野井冬彦，遠藤良夫，宇都義浩，楠橋由貴，二若真菜，松本光太郎

最終回 私の実験動物、やっぱり個性派です！
ハダカデバネズミ（仮）　　田辺 裕，三浦恭子

※予告内容は変更されることがあります

実験医学は2019年，さらに進化します！

実験医学は2019年に創刊37年目を迎えます．
医学・生命科学研究はかつてない広がりを見せており，これまで考えられなかった領域とも融合しつつあります．2019年の「特集」では，今まで以上のスピード感で重要テーマをご提供してまいります．
さらに，本当に研究者のみなさまのお役に立てる記事は何か？ということを編集部で考え，「連載」では，特集を補完するレビュー，サイエンスをとりまく社会的テーマ，研究生活をより豊かにするスキルなどの情報をタイムリーにお届けします．
表紙デザインもリニューアルしてお目にかかります．ぜひ書店でお手にとってご覧ください．（編集部）

【月刊】 生命を科学する 明日の医療を切り開く

2019年 特集テーマ

2月号 Vol.37 No.3
時間生物学から時間医学へ
〜ヒトはなぜ24-hour societyに病むのか？（仮）
企画／八木田和弘

3月号 Vol.37 No.4
「食」と「生体機能」を分子で繋ぐ
食品科学の最前線（仮）
企画／國澤 純

【おすすめ記事】 研究に新たな視点をもたらす多彩な話題

以下のテーマについて，お届けする予定です．

ゲノム合成／科研費／生物学の論理と文章表現／バイオアート・オープンバイオ／
透明化試薬／キャリア／研究とSNS／法改正

ブレークスルーテクノロジー／カレントトピックス／News and Hot Paper Digest／挑戦する人／
私のメンター／ラボレポート／Opinion／探訪記／未来をつなぐ風／バイオでバズる！ など

【増刊】 各テーマ30本の総説で，注目分野の動向を広く！深く！

2019年 増刊テーマ

1月発行 Vol.37 No.2
常在細菌叢が操るヒトの健康と疾患UPDATE（仮）
編集／大野博司

3月発行 Vol.37 No.5
来たる"心不全パンデミック"の対策に迫る
心疾患の病態と治療法開発の最前線（仮）
編集／坂田泰史

便利な**年間購読**のご案内は**3343**ページをご覧ください

2018年ノーベル賞解説レビュー

負の免疫制御の阻害によるがん治療法の発見
受賞者 James P. Allison, 本庶 佑

本庶先生とアリソン先生の功績を綴る

執筆 河上 裕, 岡崎 拓, 北野滋久

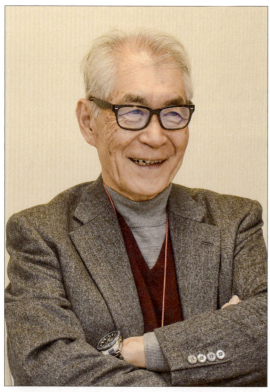

受賞者プロフィール
本庶 佑：1942年生．米国のカーネギー研究所，国立衛生研究所で客員研究員を経て帰国後，大阪大学医学部教授，京都大学医学部教授，同医学部長，文科省高等教育局科学官，JSPS学術システム研究センター所長，総合科学技術会議議員を歴任．専攻は分子生物学．日本学士院会員，2013年文化勲章，'14年唐奨，'16年京都賞，慶應医学賞受賞．現職は，京都大学高等研究院副院長・特別教授，京都大学名誉教授，公益財団法人神戸医療産業都市推進機構理事長．

* 写真は2017年12月に開催された，生命科学系学会合同年次大会（ConBio2017）にて撮影．
* James P. Allison先生のプロフィールは3262ページをご参照ください．

両博士が拓いたがん治療への新たな扉

河上 裕（慶應義塾大学医学部 先端医科学研究所 細胞情報研究部門）

1 基礎免疫研究が生んだがん治療薬

　2018年ノーベル生理学・医学賞は「Discovery of cancer therapy by inhibition of negative immune regulation」の成果で，本庶佑博士とJames P. Allison博士が受賞されました．私のように，長年，腫瘍免疫学とがん免疫療法の研究に取り組んできた者にとっては本当にうれしいことであり，受賞者の両先生には心からお祝い申し上げます．それぞれ1990年代にPD-1とCTLA-4というT細胞にブレーキをかける分子の機能を解明され，抗体でブロックすることにより，がん抗原特異的Tリンパ球を活性化させてがん細胞を排除する新しいがん治療「免疫チェックポイント阻害薬」の開発につながりました．基礎研究者として免疫調節機構の解明をめざした両博士の研究成果が，がん治療に大きな貢献をもたらしたことは，基礎研究の重要性を明確に示しました．

2 がん免疫療法の歴史における免疫チェックポイント阻害薬の衝撃

　がんの免疫療法は1900年頃の細菌成分を用いたがんワクチン（非特異的免疫賦活剤）にはじまり，その後，免疫学の進歩と新技術の開発に対応して，IFNやIL2などのサイトカイン，モノクローナル抗体，樹状細胞ワクチン，培養T細胞養子免疫療法，がん抗原ワ

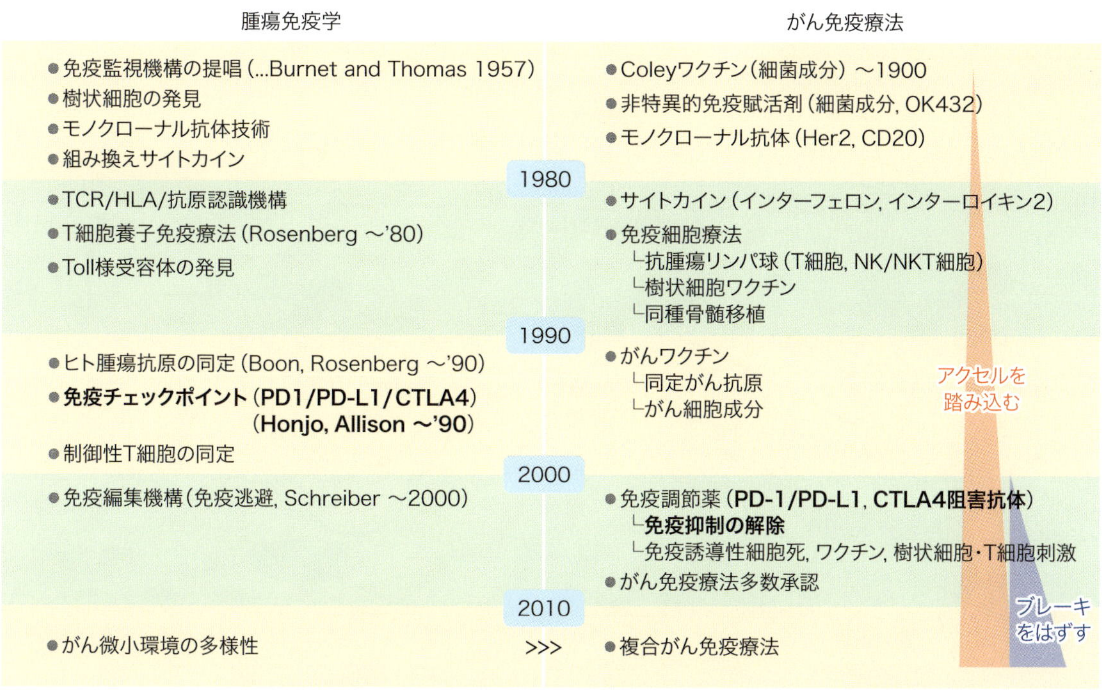

2018年ノーベル賞解説レビュー

腫瘍免疫学		がん免疫療法
●免疫監視機構の提唱（…Burnet and Thomas 1957） ●樹状細胞の発見 ●モノクローナル抗体技術 ●組み換えサイトカイン		●Coleyワクチン（細菌成分）～1900 ●非特異的免疫賦活剤（細菌成分, OK432） ●モノクローナル抗体（Her2, CD20）
●TCR/HLA/抗原認識機構 ●T細胞養子免疫療法（Rosenberg ～'80） ●Toll様受容体の発見	1980	●サイトカイン（インターフェロン, インターロイキン2） ●免疫細胞療法 　└抗腫瘍リンパ球（T細胞, NK/NKT細胞） 　└樹状細胞ワクチン 　└同種骨髄移植
●ヒト腫瘍抗原の同定（Boon, Rosenberg ～'90） ●免疫チェックポイント（PD1/PD-L1/CTLA4） 　　（Honjo, Allison ～'90） ●制御性T細胞の同定	1990	●がんワクチン 　└同定がん抗原 　└がん細胞成分
●免疫編集機構（免疫逃避, Schreiber ～2000）	2000	●免疫調節薬（**PD-1/PD-L1, CTLA4阻害抗体**） 　└**免疫抑制の解除** 　└免疫誘導性細胞死, ワクチン, 樹状細胞・T細胞刺激 ●がん免疫療法多数承認
●がん微小環境の多様性	2010 >>>	●複合がん免疫療法

アクセルを踏み込む

ブレーキをはずす

図1　腫瘍免疫学とがん免疫療法の歴史

クチンなどが試みられてきましたが，治療効果は特定のがん種の一部に限られていました（図1）．悪性黒色腫や腎がんはIL2やT細胞療法が明確に効く場合がありましたが，これらは免疫が効きやすい特殊ながんとされ，肺がんなど主要ながんに対する免疫療法は長年疑問視されていました．これらの免疫療法は，体のなかで抗腫瘍免疫を増強する，車でいえばアクセルを踏み込む方法になります．

そのような状況に一石を投じたのが，車のブレーキをはずす方法でした．免疫システムは，自己免疫反応の防止や異物排除後の免疫収束など，その恒常性を保つためにさまざまなブレーキ機構を備えていますが，がん細胞は，これらブレーキを悪用して免疫から逃避します．そこでさまざまな免疫のブレーキを解除する試みもされる中，2000年代になり，異なる機序でT細胞を抑制するT細胞上の免疫チェックポイント分子PD-1とCTLA-4の阻害抗体が明確な治療効果を示しました．

3 免疫チェックポイント阻害薬登場によるがん治療の変革と今後の課題

免疫チェックポイント阻害薬，特に抗PD-1/PD-L1阻害抗体は，悪性黒色腫や腎がんを超えて，さまざまな種類のがんで，従来の抗がん剤が効かなくなった進行がんに対しても治療効果を示す場合があり，しかも効果が比較的長く続くことが示され，がん治療に変革をもたらしました．その結果，がん免疫療法は外科・放射線・抗がん剤などの従来の3大がん治療に加えて，標準治療として確立されました．

しかし残念ながら今のところ皆に効くわけではなく，多くのがんでの奏効率（完全奏効と部分奏効）は20％前後であり，また免疫のブレーキをはずすために，患者さんによっては自己免疫性臓器障害の副作用を起こすことがわかりました．

4 免疫チェックポイント分子がもたらした新たな研究展開

これらの臨床課題に対して，効く人をなるべく早く

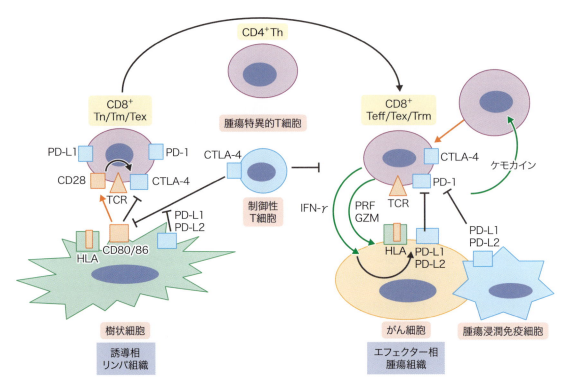

図2 抗腫瘍免疫応答におけるCTLA-4, PD-1/PD-L1免疫チェックポイント
CTLA-4はT細胞活性化の直接的抑制とTregを介した間接的抑制により, 末梢性自己免疫寛容を含めたT細胞応答の抑制にかかわる. PD-1は, 抗原刺激により活性化したT細胞が抗原排除後に組織を破壊しないように, サイトカインなどで組織細胞に発現誘導されたPD-L1を介したT細胞抑制により免疫応答を収束させる. がん細胞はPD-1/PD-L経路で腫瘍浸潤T細胞を抑制する場合がある.

見分けるバイオマーカーの同定, 治療効果を上げるために他のがん治療や免疫調節剤を併用する複合がん免疫療法の開発, あるいは遺伝子改変T細胞（CART, TCRTなど）などの新規免疫療法の開発が期待されています. そのために, 明確な効果を示す免疫チェックポイント阻害治療において, 効いた人と効かない人の違いを明らかにすべく, ゲノムDNA, RNAから腸内細菌叢まで, コンピューターを用いたマルチオミクス解析, またシングルセルRNA-seqやマスサイトメーターなどを用いた詳細な免疫細胞解析など, 最新の技術を駆使して, さまざまながん種で免疫病態の解明が進められています. 複合がん免疫療法では, すでにさまざまな薬剤と免疫チェックポイント阻害薬を併用する臨床試験が1,000以上進行中で, 治療効果を上げる複合免疫療法が現れています（図1）. その一つは今回のノーベル賞共同受賞につながった抗PD-1抗体と抗CTLA-4抗体の併用療法であり, すでに悪性黒色腫と腎がんで承認されています. 今後, がん種ごとにそれぞれの免疫サブタイプに対応した複合がん免疫療法（個別化・複合免疫療法）の確立が期待されます.

5 高まる基礎研究への期待

PD-1とCTLA-4はもともと免疫調節機構の解明のために研究がされました. がん免疫研究においても, 免疫チェックポイント阻害後の免疫動態（図2）は十分に解明されたわけではありません. 例えば, PD-1阻害では, 腫瘍内と末梢血中で特定のCD8⁺T細胞の増殖が検出されますが, 腫瘍内の特定のT細胞（Tex）が増殖するのか, あるいはリンパ組織に存在するメモリーT細胞（Tm）が増殖するのか, まだ十分にわかっていません. CTLA-4阻害では, ナイーブT細胞（Tn）活性化のネガティブフィードバックの遮断に加えて, 恒常的にCTLA-4を発現する制御性T細胞（Treg）への

作用，あるいはCTLA-4を発現する疲弊CD8+T細胞（Tex）への作用など，免疫応答全体に何が起こっているのか，何ががん細胞の排除に重要なのか，まだ十分に解明されておらず，さらなる基礎研究が必要です．

しかし，免疫チェックポイント阻害の解析から，がん，感染症，老化などで活性化されたT細胞が疲弊していく過程，T細胞の解糖系やミトコンドリア系などのエネルギー代謝やアミノ酸代謝機構など，T細胞の活性化や機能発現，その増殖・分化・運命，免疫代謝，免疫老化などに関係して，新しい分子機構が明らかになりつつあります．PD-1/PD-L1はT細胞以外の免疫細胞やその他の細胞にも発現しており，免疫チェックポイント分子に関連する生体の調節システムの全貌解明に向けて，新たな基礎研究が展開されています．また免疫チェックポイント分子は，がんを超えて，自己免疫疾患，アルツハイマー病等の神経疾患など，さまざまな疾患病態への関与と治療への応用の可能性も検討されつつあります．

本年度のノーベル生理学・医学賞は，がん治療に焦点が当てられていますが，本研究はもともとT細胞調節機構の基礎研究でスタートしており，これからも正常および病態における免疫調節機構の解明に向けて，わくわくする展開が期待されます．私たちがん免疫研究者も含めて，さまざまな分野の研究者による今後の研究成果が楽しみです．

ダイアの原石

岡崎　拓（徳島大学先端酵素学研究所）

本庶佑先生のノーベル医学・生理学賞のご受賞に際し，門下生の一人として，またPD-1研究にたずさわってきた一人として，心よりお祝い申し上げます．ご受賞決定後，威厳のある佇まいのなかにも，ユーモアを交えてインタビューに答えていらっしゃるお姿をテレビで拝見するたびに，先生の長年のご功績がノーベル賞のご受賞につながったことを実感して，喜びを噛み締めております．

ナンバーワンではなくオンリーワンをめざす研究をしろ，川に丸木橋を最初に架けるような研究をしろ，コンクリートの橋に架け替えるような研究はするな，ど本命の馬券に大金をつぎ込むような研究費の配分はダメだ，そんなの首実検だ，この論文好かん…．私は1996年に約半年間および1999年から2008年まで約9年間，本庶研究室に在籍させていただきましたが，その間一貫して，研究とはどうあるべきか，すなわち先鋭的で独創的な研究にのみ価値があることを，厳しく叩き込んでいただきました．1985年の奇跡以降，定位置に居座り続けていた印象が強い私には，先生が阪神タイガースを応援されることさえ，その一環ではと勘ぐってしまいます．私が，唯一日本一になったことがないという理由で，近鉄バファローズを小学生時代に応援していたようなひねくれ者だからだとは思いますが．

そのなかの一つに，「誰も見向きもしない石ころを磨いてダイアモンドにする」という教えがありますが，それだけは如何とも受け入れられずに，陰で「そんなん詐欺やんか」と毒を吐いておりました．しかし，受賞の報を受けて，真っ先に思ったのが，「ダイアになった」でした．もちろん，「ダイアの原石だと信じて」という意味であることは当時から理解していましたが，目の前の研究が上手くいかない場合，その研究，すなわち分子や現象が本当にダイア（の原石）なのか，使っている方法が本当に正しいのか，研究者であれば誰しも悩んだ経験があると思います．悩む暇があれば，courageをもってchallengeをcontinueし，ダイアの原石だというconfidenceを高め，ついにはダイアとして輝かせてみせろと，励ましていただいていたことの有難さを，改めて認識いたしました．

PD-1は，細胞がプログラム細胞死により自らを殺す際に発現が誘導される遺伝子として，1992年に石田靖雅博士（現 奈良先端科学技術大学），縣保年博士（現 滋賀医科大学）らによってクローニングされました．しかし，その後，長らく機能が不明であり，私が大学院生としてPD-1の研究を開始した時点では，PD-1は路傍の石ころと見分けがつかない存在でした．PD-1グループの横には，すでに眩い輝きを放つダイアであったクラススイッチ研究やNotch・RBP-J研究，次々に新しい分子（ダイアの原石）を見付け出していたSSTグループなどがありました．また，その翌年には超大粒のダイアと世界中で認知されることになるAIDが村松正道博士（現 国立感染症研究所）らによってクローニングされており，ここかしこでさまざまな閃光が走る刺激的な研究室でありました．

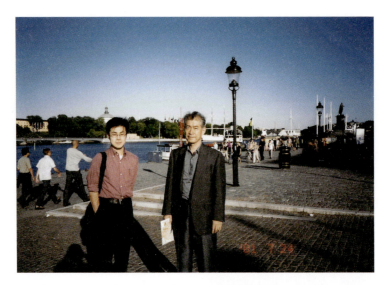

写真1 ストックホルムで開催された国際免疫学会にて（2001年）

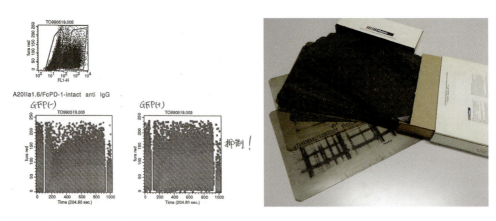

写真2 筆者（岡崎）の実験記録から
PD-1が抗原受容体刺激によるカルシウム濃度上昇を抑制することを最初に発見したときのノート（左）．自己抗体産生ハイブリドーマを数千個，ウエスタンブロッティングでスクリーニングして樹立できなかったときのフィルムの山の一部（右）．結局，並行して行っていた抗原の生化学的精製から，解決した．

そのなかにおいて，PD-1欠損マウスが自己免疫疾患を発症することが見出され，PD-1が抗原受容体刺激をSHP-2のリクルートにより抑制することが明らかになり，PD-1のリガンドとしてPD-L1とPD-L2がクローニングされるなど，PD-1という原石は少しずつ磨かれていきました．そして，2002年に，岩井佳子博士（現 日本医科大学），湊長博研究室の田中義正博士（現 長崎大学）らによって，がん細胞に対するT細胞応答をPD-1が抑制していること，およびPD-1による抑制を解除することによりがんに対するT細胞応答を活性化し，がんを治療しうることが，マウスを用いた解析により明快に示され，PD-1の輝きは解き放たれました．

この論文は当初，米国がん学会誌であるCancer Research誌に投稿されましたが，"low priority for publication in competition with other submitted studies"として不採択となりました．学会はその分野の推進が目的であるはずですが，時として新しい研究には閉鎖的となり，その芽を摘みかねないことを如実に表した例だと言えます．また，Science誌が毎年発表しているbreakthrough of the Yearに，cancer immunotherapyが2013年に選ばれたのですが，その際に掲載された記事があまりも酷く，衝撃を受けました．すなわち，PD-1は"a biologist in Japan"によって発見され，"he wasn't thinking of cancer, but others did…"と，本庶先生の功績を闇に葬り去ろうとする書き方がなされており，醜い名声欲の争いに本庶先生が巻き込まれ，それが一流誌と広く認知されるScience誌の誌上で繰り広げられたことに，たいへん残念な気持ちになりました．前述の通り，PD-1の発見はもとより，PD-1の分子レベル，細胞レベルおよび生体レベル，しかも自己免疫，がん免疫および感染免疫のすべてにおける機能，さらにはPD-1阻害によるがん治療効果はすべて，本庶先生によって最初に解明されたことであります．ノーベル賞の選考において，それらが歪められることなく評価されたことに，当然のこととはいえ，たいへん安堵いたしました．

1999年に私がPD-1の研究に参加したときには，PD-1に関する論文は全部で7報しかありませんでした．PD-1阻害療法の成功により，免疫補助受容体研究は未曾有の発展を遂げるとともに，重篤な混乱期に突入しています．過去の研究を確認するだけの実験や再現性のとれない実験が跋扈するとともに，リガンドが見つかっていない受容体，受容体が見つかっていないリガンドさえも臨床応用の標的とされ，分子の機能よりも臨床応用が先行するような状況です．このような混乱は大抵の場合，上手くいかずに，むしろ衰退の原因となります．そうなる前に，しっかりとした基礎研究により真理を解明し，学術的根拠に基づいて研究開発を行うという本来の姿に戻すことが肝要です．私は2008年に徳島大学へ異動しましたが，PD-1欠損マウスがマウスの系統によって異なる種類の自己免疫疾患を発症することにcuriosityをもって，研究を続けております．これまでにLAG-3という別の抑制性免疫補助受容体が，PD-1と協調的・補完的に働くことを見出しておりますが，今後，さらなる原石を探して磨くことにより，それらが隠しもつきれいな光を目一杯輝かすよう，6つのCで先鋭的な研究を追求する本庶先生の教えを胸に，教室員および共同研究者の方々とconcentrateして頑張っていきたいと思います．

本庶先生，ノーベル賞のご受賞，まことにおめでとうございました．これからもますますお元気で，日本そして世界の基礎研究に燦然と光り輝く超巨大なダイアモンドとして，われわれを導いていただけますよう，何卒よろしくお願い申し上げます．

抗CTLA-4抗体開発の経緯

北野滋久（国立がん研究センター中央病院先端医療科）

抗CTLA-4（cytotoxic T-lymphocyte associated antigen-4）抗体イピリムマブは最初に開発された免疫チェックポイント阻害剤です．

1987年にフランスのグループによりCTLA-4分子が報告されました[1]．その後，1990年代半ばまでに，James P. Allison先生らによってCTLA-4分子がT細胞を抑制する方向に働く「負の補助刺激受容体」であることが明らかにされ[2]，さらに，動物モデルにおいてこれらの分子をモノクローナル抗体でブロックするとT細胞が活性化されて抗腫瘍効果を発揮することが示されました[3]．つまり，この薬剤はT細胞に抑制のシグナルを入れる受容体であるCTLA-4分子を抗体でブロックして，いわば，抗原提示細胞などに発現するリガンドからの免疫抑制のシグナルが入らないようにして，T細胞の活性化を持続させてがんを攻撃させるものです．CTLA-4をはじめとするT細胞に発現する「共抑制受容体」のことを「免疫チェックポイント分子」とよびます（ただし，免疫チェックポイント分子のなかには，B細胞をはじめ他の免疫細胞に発現しているものもあります）．その後，2000年に世界ではじめての免疫チェックポイント阻害剤である抗CTLA-4抗体の臨床試験が開始されました．

この臨床試験が開始した当時，私はがん免疫療法に長年取り組んでこられた恩師（珠玖洋 三重大学教授）のもとで大学院生として，早期臨床試験においてがん抗原タンパク質ワクチンを投与された患者の免疫応答解析に取り組んでいたのですが，がん免疫療法のなかでも比較的初期から行われていたがんワクチン投与では，免疫チェックポイント阻害剤ほどの明らかな抗腫瘍効果を示す症例を経験することができずにいました．大学院時代から，留学する2009年までの間，毎年秋にニューヨークで開かれるがん免疫療法のカンファレンスに参加する機会を得ました．ここでAllison先生が提唱された免疫チェックポイント阻害剤という新し

い免疫療法のコンセプトに触れ大いに心を動かされました．

　T細胞に発現する「抑制シグナルが入る補助刺激受容体」である免疫チェックポイント分子は，ブレーキ機構としてT細胞上に発現してくるものですから，免疫チェックポイント分子が発現しているT細胞は何かしらの異物（がん患者の場合はがん抗原）を認識したこと（プライミングを受けたこと）が保証されていると言えます．したがって，免疫チェックポイント阻害剤は，理論上，（がん患者ごとに異なるアミノ酸置換を伴う体細胞変異由来の）複数のがん抗原エピトープを認識しているすべてのT細胞の活性化を持続させることができる可能性があるとも言い換えることができます．すなわち，免疫チェックポイント阻害剤は「個別化免疫療法」という側面をもっているのです．

　その後，幸運にも2009〜2013年に，この領域の研究および臨床開発をリードしているMemorial Sloan-Kettering Cancer Center（MSKCC）に留学させていただくことができました．このセンターには，Ludwig Center for Cancer Immunotherapyという部署があり，当時のDirectorがAllison先生（抗CTLA-4抗体治療の提唱者）であり，Jedd Wolchok先生（免疫チェックポイント阻害剤の臨床開発の中心的存在）が中心となってこれらの薬剤の臨床試験を行っているところでした．このようなご縁で，抗CTLA-4抗体の米国FDAの承認にいたる臨床試験の現場に立ち会うことができました．留学中に抗CTLA-4抗体の早期試験（臨床開発初期の副作用を確認しながら投与量や投与方法を決める）の段階では，開発の継続をやめようという声もあったと聞きました．確かに投与例のなかに明らかながんの縮小を認めましたが，奏効割合（腫瘍が明らかに縮小する割合）は10％台とそれほど高くなく，連続投与すると副作用が強かった（3週間隔投与では4回程度しか連続投与できなかった）からです．従来の殺細胞性の抗がん剤や分子標的剤はその薬剤自身が直接がんを攻撃するので短期間で効果を認めることが一般的ですし，効果がなければがんは大きくなっていきます．いったんがんが明らかに大きくなってしまえば，その薬剤の治療を中止します．後から効いてくるということは通常ではまず観察されないからです．しかし，免疫チェックポイント阻害剤では従来の薬剤とは効き方が大きく異なることがあるのです．投与された症例の一部に効果が年単位で長期間持続することや，投与開始から数カ月経過してから後から効果が現れはじめるというたいへん興味深い現象を彼らパイオニアたちは見逃さなかったのです．その後も臨床試験は継続され，ついに2011年3月25日に抗CTLA-4抗体イピリムマブは切除不能の悪性黒色腫に対し，免疫チェックポイント阻害剤としては世界ではじめて米国FDAに承認されたのです．承認後に当時のラボのメンバーでAllison先生らをお祝いしたのですが，お祝いのケーキには「24」という数字のチョコレートがデコレートされており，これは1987年のCTLA-4分子の発見から，2011年の抗CTLA-4抗体の承認（実用化）まで24年間もの年月がかかったことを意味するものです．

　この薬剤によってエフェクターT細胞の活性化を持続し高めることことだけでなく，さまざまな形で抗腫瘍免疫反応の性質を変えること（例：放射線によるアブスコーパル効果との関連[4]，Th1型CD4陽性T細胞の細胞障害能を高めること[5]，制御性T細胞を除去する効果など[6]）が，がん患者においても徐々に明らかになってきましたが，依然未解明の部分が多く残されています．また，実地臨床に免疫チェックポイント阻害剤が導入されていくなかで「どういう人に効くのか」，「どういう人に重い副作用がでるのか」について事前に予測できるバイオマーカー研究についてもますます重要になってきています．自分自身も帰国後も引き続きこれらの研究に携わっております．

　つい最近までは，がん免疫療法の有効性については懐疑的にみられていましたが，近年のがん関連の学会では腫瘍免疫領域やがん免疫療法のセッションには会場に入りきれないほどの聴衆で溢れかえっていることが珍しくありません．2013年に帰国後は現職で早期臨

受賞者プロフィール

James P. Allison：1948年生．'73年テキサス大学オースティン校にて博士号を取得．スクリプス研究所，MDアンダーソンがんセンターを経てカリフォルニア大学バークレー校教授，ウェイル・コーネル・メディカル大学教授，メモリアル・スローン・ケタリングがんセンターのラドウィッグがん免疫療法センター長などを歴任．2005年ウィリアム・コーリー賞，'14年生命科学ブレイクスルー賞，ガードナー国際賞，唐奨，'15年ラスカー・ドゥベーキー臨床医学研究賞，'17年ウルフ賞を受賞．現職は，MDアンダーソンがんセンター教授，パーカーがん免疫療法研究所所長など．

床開発に携わらせていただいておりますが，免疫チェックポイント阻害剤の登場後，がんの臨床開発の流れも大きく変わったことを実感します．現在，がん免疫療法については2,000をはるかに超える臨床試験が行われていると言われております．2018年はAllison先生が本庶佑先生とともにノーベル生理学・医学賞を受賞された記念すべき年となりましたが，両先生方の受賞対象となった抗CTLA-4抗体イピリムマブと抗PD-1抗体ニボルマブの併用療法が，がん免疫療法の併用療法の開発をリードする形で，5月に進行期の悪性黒色腫，8月に進行期の腎細胞がんに対して「初回治療（第一選択肢の治療の一つ！）」として国内でも承認されました．従来の手術，放射線療法，抗がん剤治療という「がんの三大治療法」に，「がん免疫療法」という新たに大きな基盤となる治療法が加わり，医学の歴史に刻まれたことを実感します．免疫チェックポイント阻害剤という新しい薬剤の登場がきっかけとなり，immuno-oncology（腫瘍免疫学）が基礎研究だけでなく臨床医学における新分野としてますます発展していくことを願っております．

文献

1) Brunet JF, et al : Nature, 328 : 267-270, 1987
2) Krummel MF & Allison JP : J Exp Med, 182 : 459-465, 1995
3) Leach DR, et al : Science, 271 : 1734-1736, 1996
4) Postow MA, et al : N Engl J Med, 366 : 925-931, 2012
5) Kitano S, et al : Cancer Immunol Res, 1 : 235-244, 2013
6) Wei SC, et al : Cell, 170 : 1120-1133.e17, 2017

2018年ノーベル賞解説レビュー

2018 物理学賞

光ピンセットとその生物システムへの応用，高強度超短光パルス生成法

受賞者 Arthur Ashkin, Gérard Mourou, Donna Strickland

「トラクタービーム」を現実化したレーザー物理学の基盤技術

執筆 坪井貴司（東京大学大学院総合文化研究科）

2018年のノーベル物理学賞は，米国のArtuhr Ashkin（ベル研究所），米国のGérard Mourou（ミシガン大学），カナダのDonna Strickland（カナダ・ウォータールー大学）の3名に贈られた．Ashkinは，「光ピンセット」を開発し，生命現象解明のためのツールとして発展させたこと，MourouとStricklandは，近年の近視や乱視の治療法の一つであるレーシックにも用いられる高強度の超短パルスレーザー光を生成する方法を開発したことが評価された．本稿では，生命科学研究分野に多大な影響を与えた「光ピンセット」について紹介する．

光を物体に照射すると，物体の温度が上昇する．これは，光エネルギーが熱エネルギーに変換されたために起こる現象で，普段の生活のなかでも体験する．一方，光は運動量も持っている．そのため，光が反射や屈折によりその進行方向を変化させた場合や，光の吸収や放出が起こった場合には，運動量保存の法則により，その反作用として，小さな力（光の放射圧）が発生する．この放射圧は，日常生活のいたるところで発生しているが，光の放射圧がきわめて小さいため，われわれが感じることはない．

1960年にレーザー発生装置が開発され[1]，強い単色光が入手できるようになってから，光の放射圧の研究を行うことが可能となった．1970年Ashkinは，細く

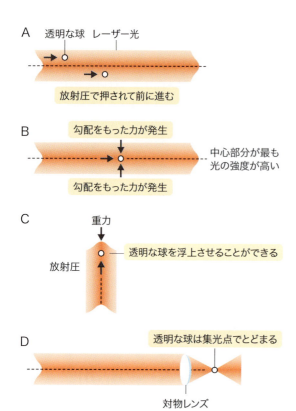

図3 光ピンセット開発の歴史と原理

絞ったレーザー光を空中や水中の微小な球に照射し，放射圧で動かすことができるかどうか実験を行った．まずはじめに，細く絞ったレーザー光を微小で透明な球に照射したところ，動かすことができた（**図3A**）．また，細く絞ったレーザー光の中心部の光の強度が一番高い場合，透明な球の屈折率が周囲の屈折よりも高ければ，球が中心軸から外れようとすると，逆に押し戻す力が発生することも発見した（**図3B**）[2]．また，重力に逆らって微小な球をもち上げることも可能であることを示した（**図3C**）[3]．1986年には，レーザー光を対物レンズで集光すると，その集光点に直径がマイクロメートル程度の微小な粒子を補足する力が発生することを発見した[4]．この方法により，あたかもピンセットでものをつかむかのように，微粒子を捉え，三次元上を自由に動かすことができる（**図3D**）．これが光ピンセットである．光ピンセットはまさに，1960年代半ばのアメリカSFテレビドラマのスタートレックのなかに出てくる，宇宙船や星など，物体を触らずに一定の場所に固定したり，あるいは動かしたりできる「トラクタービーム」のようなものである．1987年には，ウイルスやバクテリア，さらには細胞を捕捉し，動かすことにも成功した[5)6)]．

その後，透明な球（ポリスチレンビーズ）にDNAやRNA，モータータンパク質などの生体分子を張り付け，光ピンセットで捕捉しながら，それらの物理的特性を測定する実験が多数行われた．なかでも，タンパク質輸送にかかわるモータータンパク質であるキネシン1分子に作用する力を測定した実験が有名である．具体的には，ポリスチレンビーズにキネシンを張り付け，光ピンセットで捕捉する（**図4A**）．キネシンが微小管のうえを動くとレーザー光の集光点からポリスチレンビーズが動く（**図4B**）．この際，光ピンセットによってポリスチレンビーズは，集光点方向に引き戻される．この引き戻される際に発生する力を測定することで，キネシンが動く際にどのくらいの力がかかるのかを測

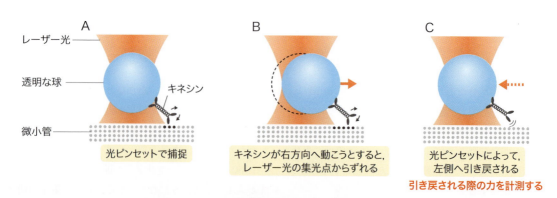

図4 キネシンが動く際に発生する力を測定する原理

定できる（図4C）．測定の結果，キネシンが動く際に発生する力の最大値は，約5 pNであった[7]．これは，1気圧の気体が50 nm^{2}の面積に及ぼす力と同じである．

現在では，光ピンセットは顕微鏡メーカー各社が販売する時代となり，生命科学分野での普及も進み，さまざまな分子の1分子計測に用いられ，細胞内のさまざまな分子の運動メカニズムを分子レベルで解明するのに役立っている．今後，「光ピンセット」を超える画期的な生命科学研究のための光を用いたツールが開発されることを期待している．

文献

1) Maiman TH: Nature, 187: 493–494, 1960
2) Ashkin A: Phys Rev Lett, 24: 156–159, 1970
3) Ashkin A, et al: Appl Phys Lett, 19: 283, 1971
4) Ashkin A, et al: Opt Lett, 11: 288, 1986
5) Ashkin A & Dziedzic JM: Science, 235: 1517–1520, 1987
6) Ashkin A, et al: Nature, 330: 769–771, 1987
7) Svoboda K, et al: Nature, 365: 721–727, 1993

2018年ノーベル賞解説レビュー

2018 化学賞

酵素の定向進化法，ペプチドと抗体のファージディスプレイ法

受賞者 Frances H. Arnold, George P. Smith, Gregory P. Winter

「進化」が可能にした新しい酵素や抗体の超高速開発

執筆 梅野太輔（千葉大学大学院工学研究院）

2018年のノーベル化学賞は，米国のFrances Arnold（カリフォルニア工科大学），George Smith（ミズーリ大学），英国のGreg Winter（MRC分子生物学研究所）の3氏に贈られた．授賞理由は「酵素と標的結合タンパク質の定向進化法（directed evolution）の開発」である．

生命現象のほとんどは，タンパク質によって支えられている．これらタンパク質の分子機械としての性能の高さは折り紙つきであるが，その気難しい性質（物性）のせいもあり，それらを自由につくり替えて望みのタンパク質機能を生み出すのは困難であった．今回のノーベル化学賞は，「進化のしくみ」の導入によって，タンパク質工学を大きく飛躍させた3氏に授与された．

酵素タンパク質は，効率の高さと反応選択性の高さから，しばしば化学工業プロセスにおける触媒としての使用が検討される．しかし産業界の厳しいスペック要求に「ありのままの姿」で応えてくれる酵素はごく稀である．例えば，極性の低い親油性分子の転換反応に利用するためには，有機溶媒の混ざった人工的環境で酵素を働かせる必要がある．タンパク質工学者は，アミノ酸の部分変更（変異）によって，その要請（有機溶媒への耐性化）に応えようとするが，これがじつに難しい．タンパク質は体積充填率50〜70%にも達する「ぎゅうぎゅう詰め」の存在であり，それを構成するアミノ酸はどれも，複数のアミノ酸と多重に相互作用をしている．要するに，アミノ酸置換による機能改良は，典型的な「多体問題」（相互作用する3体以上を扱う問題）なのである．結晶構造を解き，膨大な実験によって酵素の反応機構を詳細に明らかにしても，どこをどう改変すれば望む性能をもつ酵素ができるのか，正確に予測することはできないのである．

はじめはArnoldも，構造情報などを頼りに酵素改良を試みる一人であった．しかし1990年に入ると，有

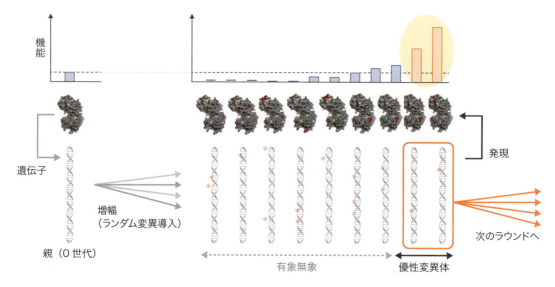

図5 ダーウィン進化を模したタンパク質・酵素の機能改良法
「機能」は結合や触媒活性，丈夫さなど，実験者が好きに設定してよい．

効な指針のないままの試行錯誤に愛想を尽かし，その合理的設計の努力をさっぱりと諦めることにした．エンジニアとして訓練を受けた彼女にとって，当時のタンパク質工学は，その歩留まりの悪さという点で，工学としての健全性を欠いて見えたのである．そのかわりに，自然界では実証済みの優れた工学原理〜進化〜にすべての解決を委ねることにした．

といっても，彼女たちが行った実験はシンプルそのものであった．まず，標的酵素の遺伝子にランダムな変異を導入し，親と「1〜2アミノ酸違い」の酵素変異体を数千程度用意する．この集団（ライブラリ）の1つ1つの変異体の機能を，できるだけたくさん調べ，たまたま親よりも性能の高いもの（ここでは，有機溶媒中でも高い活性を保持するもの）が見つかる可能性に賭けたのである．「それで上手くゆくなら苦労しないよ」と当時の同僚の多くが思ったことだろう．しかし，この「ランダムな多様化→機能選抜」というプロセス（図5）をくり返すうちに，酵素の物性や機能は，あっけないほど簡単に「進化」することがわかった[1]．毎世代，わずか数百の変異体のなかから，親より明らかに優れた優性変異体がみつかった．そして優性変異をかけ合わせると，酵素の性能は，ほんの数世代のうちに何桁も向上することがしばしばであった．化学工業プロセスには，自然史では問われないさまざまな性能要求が存在する．それら人工的な「価値」を評価軸とした選抜と多様化をくり返すことによって，自然界に存在しない酵素活性や，有機合成においては特に難度の高い化学反応の触媒能さえもが次々に開発され始めており，酵素工学分野はまさに百花繚乱の時代を迎えている．

Smithらは，どんな標的に対しても，選択的に結合するタンパク質を開発できる「ファージディスプレイ法」という技術を開発した[2]．ファージはバクテリアに感染するウイルスであり，遺伝子を外殻タンパク質がとり囲んだだけの，シンプルな構造を有している．Smithらは，このファージの外殻タンパク質遺伝子のある位置に遺伝子を挿入すると，10^9にも及ぶ膨大な種類のタンパク質断片をファージの粒子の表層に，それぞれが独立したかたちで「提示（display）」できることを示した．1つ1つのタンパク質断片はファージ粒子の外側にあるため，標的分子と結合できるものを，有象無象から簡単に選抜できる．選抜されたタンパク質断片の配列情報は，それが提示されたファージの中から回収・増殖できる．

このファージディスプレイ法は，さまざまな物質に対する「〜結合タンパク質」を迅速に創出できる破壊的技術として受け入れられ，瞬く間に普及した．本手法は，抗体の抗原決定部位を特定するための標準技術

となったほか，触媒抗体やナノテク部材などの開発速度も，飛躍的に高めることとなった．なかでもインパクトが大きかったのは，抗体医薬開発への応用である．抗体は複数のタンパク質ユニットが複合化したものであるため，その全体をそのままファージ表層に提示することは難しかった．Winterらは試行錯誤の末，抗原決定に必要な最小断片（scFv）をファージ表層に提示する方法を編み出した[3]．この成功によって，膨大なライブラリのなかから，標的となる分子に特異的に結合できる抗体断片を拾い出せるようになった．この方法では，「多様化→淘汰」のラウンドを迅速にくり返すことができるので，抗原を注射されたマウス血清から得るよりも，100～1,000倍も高い結合能をもつ抗体が簡単に創れる．このワークフローの確立は，抗体医薬の社会実装を大きく加速した．2002年に上梓された自己免疫疾患薬adalimumabを皮切りに，抗がん，抗アルツハイマー，抗病原毒素などの治療効果をもつ抗体が次々に生み出されつつある．

壊れやすく気難しいと思われていたタンパク質であったが，定向進化法がもたらした実り多き四半世紀を経て，現在は，手軽に別のものにつくり変えられる，進化能の高い（evolvableな）素材と認識されるようになった．そして今日，洗剤，化成品合成，検査診断キットや治療薬に至るまで，世のなかで活躍する酵素・タンパク質のほぼすべてが，実験室内で行われた「人工進化」の産物といってよい．

「進化」というプロセスは，分子，個体，社会，銀河に至るまで，あらゆる階層で有効な，おそらくは唯一の普遍的「ものづくり」原理である．そして生命は，タンパク質をはじめとする生体高分子が織りなす「分子社会」の一様式といえよう．ならば，生命の全合成をめざす「合成生物学（synthetic biology）」は，〜タンパク質工学がまさしくそうであったように〜生命システムの合理的設計学としてではなく，directed evolution（定向進化）の対象を拡張する試みとして実践するほうが，より実りある営みになるのかもしれない．

文献

1) Chen KQ & Arnold FH：Biotechnology (N Y), 9：1073-1077, 1991
2) Smith GP：Science, 228：1315-1317, 1985
3) Chiswell DJ & McCafferty J：Trends Biotechnol, 10：80-84, 1992

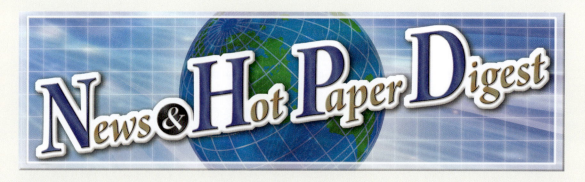

News & Hot Paper Digest

トピックス

複製フォークの異常が自己炎症性疾患を引き起こす

エカルディ・グティエール症候群（Aicardi-Goutières syndrome：ASD）は脳症，肝臓や脾臓肥大を特徴とする劣性遺伝病で，インターフェロン（IFN）高発現による慢性自己炎症により引き起こされる[1]．ASD原因因子の一つとして知られているTREX1ヌクレアーゼは細胞質内のDNAを分解しており，これによりcGAS-STINGによるDNAセンシング経路がIFN発現を誘導して炎症反応を促進することを抑制している[2]．SAMHD1もASD原因因子として知られているが，これまでその詳しい働きは解明されていなかった．今回紹介する論文は，SAMHD1が複製フォークに局在し，複製フォーク停止時にMre11ヌクレアーゼを活性化して新生鎖DNAを分解することで，新生鎖DNAが核から細胞質に移行して蓄積することを抑制していることを明らかにした（図1）[3]．

著者らはSAMHD1をshRNAにより抑制した際に，細胞質に一本鎖DNA（ssDNA）が蓄積することを見出した．これにより，cGAS-STING経路が活性化されてIFNの発現が高まる．興味深いことに，複製フォーク伸長阻害剤により，SAMHD1抑制細胞の細胞質ssDNAの蓄積およびIFN発現は一層高まる．SAMHD1の細胞内局在を調べると核内で新生鎖合成を行った部位に局在し，共沈実験からSAMHD1が複製フォーク因子と共局在していることが明らかになった．さらに，SAMHD1抑制細胞では，複製フォークの伸長速度が落ちていた．次に生化学解析から，SAMHD1がMre11ヌクレアーゼと結合し，Mre11のヌクレアーゼ活性を高めることでDNAを分解していることが示された．停止した複製フォークが再スタートする際には，Mre11が新生鎖DNAを適切に分解することが必要であることが知られている[4]．SAMHD1はこの経路に重要な役割を担って

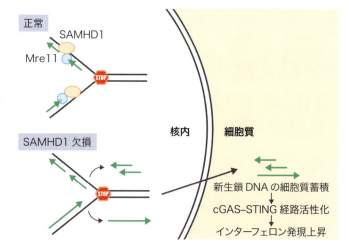

図1 SAMHD1の複製フォークにおける機能
SAMHD1は複製フォークに局在し，停止した複製フォークにおいてMre11による新生鎖DNA分解を促進する．SAMHD1欠損すると，新生鎖DNAが蓄積し，これが細胞質に移行する．細胞質においてDNAはcGAS-STINGにより検出されることで，インターフェロン発現が高まる．

いると考えられる．さらに，停止したフォークが発するATR-CHK1チェックポイント経路の活性化にSAMHD1が必要であることも示されたことから，SAMHD1は停止した複製フォークの制御全般に重要な役割をもつと考えられる．

これまで複製フォークの制御はゲノム不安定化とがん化という点から研究者の興味をひいてきた．今回紹介した論文は，複製フォークの制御不全が細胞質ssDNAの蓄積をもたらし，その結果としてIFN発現誘導とそれに引き続く炎症反応が誘起されるという全く新たな繋がりを示した．

文献

1) Crow YJ & Manel N：Nat Rev Immunol, 15：429-440, 2015
2) Sun L, et al：Science, 339：786-791, 2013
3) Coquel F, et al：Nature, 557：57-61, 2018
4) Hashimoto Y, et al：Nat Struct Mol Biol, 17：1305-1311, 2010

（国立遺伝学研究所　鐘巻将人）

トピックス　無痛マウスは黄色ブドウ球菌性肺炎で死なない？

人類が最もよくかかる病気として知られている「かぜ症候群」が，開業医を忙しくさせる季節がやってきた．彼らは，せき込む若い患者の喉をのぞき込んで発赤した咽頭を一瞥した後，何の異常もなさそうな肺の音に耳を傾ける．そしてほとんどの症例において，この病気を数日以内に気道が勝手に克服してくれている現実を思いだしては，ヒトの気道免疫系が洗練されすぎていることに感嘆の溜息をつくのである．これに対し，「人生の最終段階」を迎えた患者を扱う老年医療の現場では，人工呼吸器関連肺炎やインフルエンザに続く二次性の細菌性肺炎で死亡する高齢者が増加しており，このような下気道感染の原因微生物の多くが黄色ブドウ球菌であることが明らかとなってきた．これらの事実は，われわれの気道が比較的完成度の高いウイルス感染防御機構を進化させてきたことを意味していると同時に，グラム陽性菌の感染防御機構は未熟な状態にとどめおかれていることを示唆している．それ故，黄色ブドウ細菌性肺炎の致死率を下げるための新しい技術の開発は，老年医療に課せられた喫緊の課題である．

古くから気管支には多くの感覚神経が分布していることが知られており，われわれはそのおかげで異物が気道内に侵入した際にせき込むことができる．しかし，細菌感染の際の気道内に分布する痛覚神経に免疫学的な機能が存在しているのかについては定かでない．最近，痛覚神経を全身で欠損する無痛マウスが，致死的な黄色ブドウ球菌性肺炎に耐性をもっていることが判明した（Baral P, et al：Nat Med, 24：417-426, 2018）．resiniferatoxinをマウスに連日投与することでTRPV1陽性痛覚神経を死滅させた無痛マウスの肺に黄色ブドウ球菌を感染させ，1週間にわたって観察したところ，野生型マウスが8割死滅したのに対し，無痛マウスは9割以上が生存した．また，感染後の無痛マウスの肺から検出される黄色ブドウ球菌のコロニー数は野生型と比べて1/10程度であり，無痛マウスは黄色ブドウ球菌を肺から効率よく排除していることが明らかとなった．次に，肺内部の免疫細胞動態を明らかにする目的で感染直後の無痛マウスからとった気管支肺胞洗浄液をフローサイトメーターで解析したところ，Ly6G陽性好中球の肺への流入が野生型と比べて2倍程度増加していた．感染刺激のない状態における無痛マウスの肺では，野生型と比べて好中球・樹状細胞・マクロファージ・リンパ球の数に大きな変化がない一方で，$\gamma\delta$T細胞の数のみ1.5倍程度に増加していた．好中球と$\gamma\delta$T細胞の増加が無痛マウスの肺炎抵抗性の原因であるかどうかを検証するため，無痛マウスと野生型マウスの好中球または$\gamma\delta$T細胞を抗体や遺伝学的手法を用いて除去すると，両者の生存率は著しく低下すると同時に生存曲線の統計学的有意差が消失した．以上より，痛覚神経は肺内部の$\gamma\delta$T細胞の数と，黄色ブドウ球菌感染後の肺に流入する好中球の数を抑制することで，黄色ブドウ球菌性肺炎の死亡率を高めていることが示唆された．黄色ブドウ球菌に感染した野生型マウスの気管支肺胞洗浄液からは，痛覚神経から産生される大量のカルシトニン遺伝子関連ペプチド（CGRP）が検出されたことから，これが気道内部の免疫動態を脆弱化して肺炎を

増悪させている可能性が考えられた．そこで，CGRPの競合阻害ペプチドを野生型マウスに投与して黄色ブドウ球菌性肺炎を惹起したところ，生存率の改善が認められた．これらの知見は，痛覚神経の除去またはCGRPシグナルの阻害が黄色ブドウ球菌性肺炎による死亡率を低下させることができることを示している．先天性無痛症患者が敗血症で死亡することが多い事実と照らし合わせると，本報告によってはじめて明らかとなった「無痛マウスが細菌性肺炎で死なない」とする知見は衝撃的である．第三者による早急な追試がまたれる．

(免疫学フロンティア研究センター　丸山健太)

トピックス　硬い地面を掘り進む！がん硬化と集団浸潤

がん，特に固形がんでは，その名前が示す通り組織が硬化していることが多い（「癌」はやまいだれに岩の意味をもつ「嵒」を組合わせた漢字である）．近年，がん組織中のがん細胞は周辺組織の硬さを認識して悪性化することがわかってきた．さらに硬化による悪性化に寄与する分子として転写因子YAPなどが同定されてきた．現在はそれらの分子をターゲットとしたがん治療薬の開発が期待されている．

がん組織中では，がん細胞以外の細胞も硬さに応答する．例えば，がん関連線維芽細胞（CAFs）はがん組織の硬さを認識して組織を再構築し，それにより組織をさらに硬くしてがん細胞の悪性化を誘導することが報告されている（Calvo F, et al：Nat Cell Biol, 15：637-646, 2013）．また，間葉系幹細胞はがん組織の硬さを認識してCAFsに分化することも示されている（Ishihara S, et al：Cancer Res, 77：6179-6189, 2017）．このようにがん組織の硬さはがん細胞のみならず，他の細胞にも働きかけることが明らかにされつつある．

最新の研究で，上皮成長因子（EGF）の存在下でCAFsと硬い組織が共存した場合に，扁平上皮がん細胞が集団で組織内に浸潤（集団浸潤）することが報告された（Grasset EM, et al：Cancer Res, 78：5229-5242, 2018, 図2）．

この報告の実験系では，EGFとCAFsが存在している条件でも組織が軟らかいと集団浸潤はほとんどみられなかった．そのため組織の硬さが集団浸潤の重要なファクターであることが示された．

では，組織の硬さはどのようなメカニズムで集団浸潤を導いているのだろうか？薬剤を用いたスクリーニング実験の結果，Ca^{2+}チャネルを阻害する薬剤が扁平上皮がん細胞に作用して硬い組織上での集団浸潤を抑制することを見出した．そのなかでも特にCav1.1とよばれるCa^{2+}チャネルのサブユニットが集団浸潤に必須であることを突き止めた．

以上のことから，がん組織の硬さはCav1.1依存的に扁平上皮がん細胞の集団浸潤を誘導することが示された．集団浸潤は扁平上皮がんの悪性度を決める重要な指標の一つであるため，この研究結果はCav1.1が扁平上皮がんの治療ターゲットとして有効であることを示唆するものである．しかしながら疑問点も残されている．例えば，Cav1.1は他のがん種での集団浸潤にも寄与するのか，CAFsは硬い組織上でどのように集団浸潤に寄与するか，などである．今後の研究でがん細胞・組織の硬さ・CAFsの三者の相互作用を深く理解することにより，がん治療の改善にますます貢献することができるであろう．

(北海道大学大学院先端生命科学研究院　石原誠一郎)

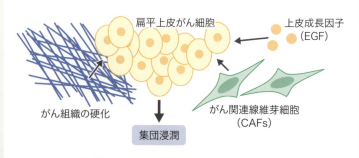

図2　がん組織の硬化・EGF・CAFsにより誘導される集団浸潤

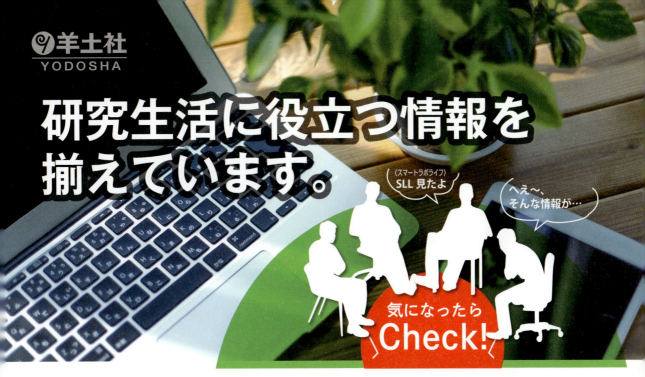

eppendorf

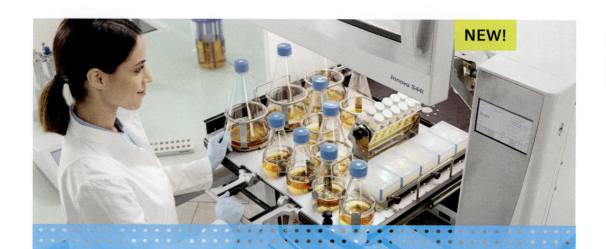

NEW!

インキュベーターシェーカー Innova S44i　－INNOVAtion ongoing－

次の世代を支える研究者の皆様に、菌体培養装置のトップランナーとして世界中で愛され続けてきたインキュベーターシェーカー Innova シリーズの新製品をご紹介します。

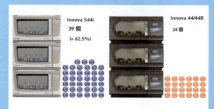

大容量
本体の横幅が 17 cm 小さくなったにも拘らず、サンプルを載せる**プラットフォームのサイズは 35% 拡大**※。これによって**フラスコの数は最大 2.5 倍に**※。限られた設置面積で最大の処理能力を発揮するインキュベーターシェーカーです。

※いずれも弊社従来品 Innova 44/44R との比較

操作性
プラットフォームは片手で引き出すことができるクイックリリース方式を採用。また、ドアの開閉・庫内温度・回転速度の推移をグラフで確認できる**トレンド機能**と、操作項目の**イベント機能を搭載**。**いずれのデータも USB メモリでエクスポートが可能**です。

安定性
30 kg 以上の負荷に耐えるドライブユニット「X-drive」と、積載重量に合わせてカウンターバランスを調整し、インバランスを補正できる新機能 Balance Master によって、**サンプル量の多寡に関わらずいつでも振動の少ない最適な動作が可能**になりました。

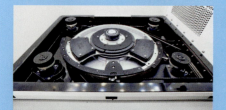

www.eppendorf.com ・ info@eppendorf.jp
エッペンドルフ株式会社　101-0031　東京都千代田区東神田 2-4-5　Tel:03-5825-2361　Fax:03-5825-2365

カタログ PDF

クローズアップ実験法 series 305

in vivo 生物発光イメージングのすゝめ

岩野　智，牧　昌次郎，宮脇敦史

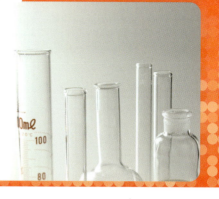

何ができるようになった？

in vivo 生物発光イメージングの検出感度の劇的な向上により，脳や肺など生体深部にある少数の標識細胞からの発光シグナルを非侵襲的に体外のカメラで捉えることができるようになった．

必要な機器・試薬・テクニックは？

発光酵素Akalucの遺伝子は理研バイオリソースセンター，発光基質AkaLumine-HCl（TokeOni）は富士フイルム和光純薬株式会社およびシグマアルドリッチ社より入手可能．加えて，暗箱と高感度カメラを組合せた観察装置．

はじめに

生物発光イメージング（bioluminescence imaging：BLI）を動物個体に適用する観察系を *in vivo* BLI とよぶ．発光酵素を発現する細胞の体内分布を発光基質の体内投与によって可視化する技術である．同一個体で非侵襲的にくり返し観察できることから，主にがん細胞の増殖や転移を調べる研究でさかんに利用されている．

今回われわれは *in vivo* BLIの検出感度を飛躍的に改善するAkaBLIを開発した[1]．AkaBLIは人工発光基質AkaLumineと人工発光酵素Akalucから構成される．天然発光基質D-luciferinと天然発光酵素Flucから構成される通常のBLIに比べて，AkaBLIは *in vivo* BLIにおける観察深度，時間分解能，標識細胞の少数性，非侵襲性（無麻酔）などに関して飛躍的な性能向上を示すことがわかった．従来は困難とみなされた *in vivo* brain BLIの実際を示しながら，AkaBLI活用法の詳細を記載する．

原理

in vivo BLIは，数ある生物発光システムのなかでもホタル由来のものを使用することが多い．ホタルの発光は，基質ルシフェリン（D-luciferin）が酵素ルシフェラーゼ（Fluc）により酸素化されることで生じる（図1A）．この発光システムは，波長が比較的長く（＞560 nm），基質が易水溶性かつ動物体内で安定であるなどの長所により，20年近くの間，*in vivo* BLIの世界標準として利用されている[2]．一方，海洋性発光生物由来の酵素RlucやNanolucは，試験管や培養細胞では圧倒的な明るさを誇るも，基質であるセレンテラ

Why not *in vivo* BLI
Satoshi Iwano[1]/Shojiro Maki[2]/Atsushi Miyawaki[1]：Laboratory for Cell Function Dynamics, RIKEN Center for Brain Science[1]/Center for Neuroscience and Biomedical Engineering, Graduate School of Informatics and Engineering[2]
（理化学研究所脳神経科学研究センター細胞機能探索技術研究チーム[1]/電気通信大学大学院情報理工学研究科脳・医工学研究センター[2]）

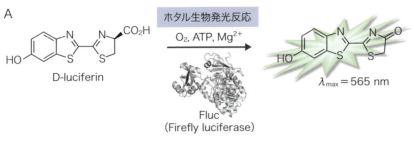
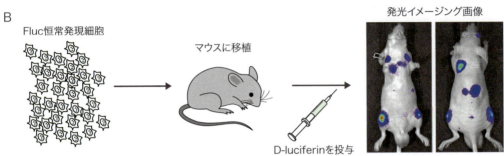
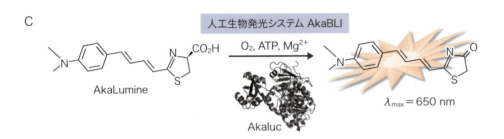
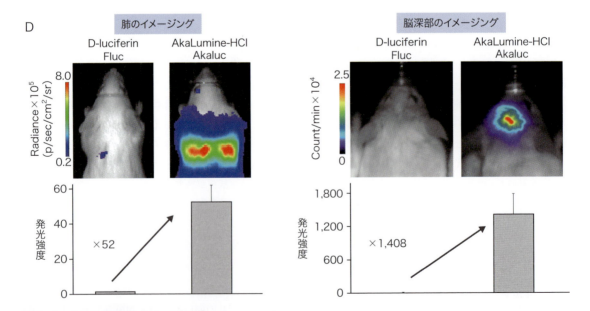

図1　in vivo 生物発光イメージング
　A）ホタル生物発光反応．B）in vivo BLIの概念図．C）AkaBLI発光メカニズム．D）従来のホタル生物発光とAkaBLIの深部組織イメージングでの比較（n＝3，mean±SEM）

クローズアップ実験法

ジンやその類縁体（フリマジンなど）が生体内で非常に不安定であることから, *in vivo* BLIでは汎用されない[3]．

蛍光タンパク質などの蛍光色素を利用するいわゆるintravital imagingに比べて, *in vivo* BLIの利点は, 生体深部で起こる生命現象を高感度かつ非侵襲に可視化できることである．これまでも, 例えばFlucを発現するがん細胞を動物個体内に移植して, その増殖や局在（転移）を経日的に観察する研究がなされてきた（**図1B**）．また, Flucの発現を時計遺伝子やストレス応答性などのプロモーターで駆動させることで, 時間や日のオーダーで起こる生命動態を観察する研究がなされてきた.

D-luciferin/Flucを用いた従来の *in vivo* BLIでしくみを説明すると以下のようになる．まず基質D-luciferinが腹腔や静脈などに投与され血行性に個体全体に分布する．次にD-luciferinがFluc発現細胞に到達し反応の結果放出される光が動物組織を通過し体表にて発光シグナルとして高感度カメラにより検出される．しかし, 脳のような特定の臓器へのD-luciferinの導入効率が低い[4]（血液脳関門の透過性が低い）, また, 発光波長が可視域であるため生体組織に吸収・散乱されやすいという問題があった．このため, 体内動態に優れた発光基質と, その基質に合わせて生体透過性良好の近赤外発光を示す発光酵素から成る生物発光システムを総合的に開発し, *in vivo* BLIの性能を向上することが待ち望まれていた.

2013年に電気通信大学の牧研究室で開発された人工基質AkaLumine[5]は, 細胞膜透過性に優れ, Flucと反応し近赤外発光を示すことから, 前述の条件を満たす発光基質だと言える．AkaLumineは難水溶性（＜1 mM）の課題があったが, 塩酸塩（AkaLumine-HCl）の形で易水溶性が実現されている．Flucを恒常的に発現するがん細胞をマウス個体深部に検出するうえで, AkaLumine-HClがD-luciferinに比べて数倍高感度であることが実験的に示されている[6]．なお"TokeOni"はAkaLumine-HClの商品名である（後述）.

ところが, 改めて *in vitro* の定量実験を行ったところ, AkaLumine/Flucの反応性がD-luciferin/Flucに比べて著しく低いことが明らかになった．思えばFlucというタンパク質分子は悠久なる進化の賜である．太古の昔に発光酵素を創り上げる過程でホタルの祖先はAkaLumineに接する機会はまずなかったはず．そこで, 試験管内でFlucに変異導入を施し, AkaLumineと効率よく反応し, より明るく発光するように進化させる開発研究に真正面から取り組み, 人工酵素Akalucを創出することができた（**図1C**）．人工基質AkaLumine（AkaLumine-HCl）と人工酵素AkalucからなるA発光システムAkaBLIは, 実験動物の肺や脳などの深部組織イメージングにおいて, 従来の発光システム（D-luciferin/Fluc）に比べて100〜1000倍高い検出感度を示した（**図1D**）.

準備

● Akalucをコードするプラスミドベクター[※1]

> ※1　理研バイオリソースセンターから以下3種類のAkalucプラスミドが配布されている．目的に応じて, 適切なベクターにAkalucを載せ替えて利用している．
> pcDNA3/Venus-Akaluc
> pAAV2 SynTetOff/Venus-Akaluc［配布準備中］
> pAAV2 TRE/Venus-Akaluc［配布準備中］

● AkaLumine-HCl[※2]（富士フイルム和光純薬株式会社 #018-26703, シグマアルドリッチ社 TokeOni #808350）

> ※2　遺憾ながらAkaLumine-HClの非正規品が他社から販売されている．それらの性能は保証できない．保証済み正規品は前述2社のみによって販売されている．

- *in vivo*発光イメージング装置（詳細は後述）
- 画像解析ソフト（MetaMorphやImageJなど）
- マウスなどの実験動物[※3]

> ※3　毛が白色の場合，除毛の必要はない．有色の場合，剃毛あるいは除毛によって検出感度および定量性の実質的向上が期待される．

- 基質投与用の針植込み型シリンジ（テルモ社 マイジェクター #SS-05M2913）
- トランスフェクション試薬（コスモ・バイオ株式会社 Polyethylenimine, Linear #23966）
- セルソーター
- 蛍光実体顕微鏡
- アデノウイルス随伴ウイルス（AAV2/1）

プロトコール

まずは麻酔下で発光観察するための実験フローを記載する（図2）．自身の実験系にAkaluc遺伝子の発現を組み込んで，フローに沿って実験を進めれば，高感度の非侵襲イメージングが可能になる．

1 AkaLumine-HCl溶液を調製する

AkaLumine-HCl溶液の調製

AkaLumineの水溶性を高めるため，塩酸塩化したAkaLumine-HCl（分子量：338.38）を用いる．

❶ AkaLumine-HClの粉末（濃紫色，潮解性あり）は超純水や生理食塩水を用いて溶解する[※1,2]．

> ※1　緩衝液を用いるとAkaLumineに戻ってしまい，溶け残ったAkaLumineが析出する．
> ※2　調製したAkaLumine-HCl水溶液は，室温で放置すると一日程度で分解されてしまう．このため，使う分だけを氷上にプールしながら利用する．

❷ 調製AkaLumine-HCl水溶液の凍結融解のくり返しは問題にならない．ストック溶液を小分けにして冷凍保存する[※3,4]．溶解時には濃紫色溶液であるが，凍結時には橙色を示す．

> ※3　－80℃保存で少なくとも数カ月は劣化せず利用可能である．－30℃保存でも問題はないが長期保管は推奨しない．光による分解はあまりないので特に遮光は必要ない．
> ※4　われわれは，60 mM AkaLumine-HCl溶液を調製し，200 µLと500 µLのアリコットを－80℃でストックしている．一方，培養細胞でAkaLumine-HClを利用する際には，PBSなどの緩衝液を用いてpHを調整し，1 mMを限度として溶解する．

2 マウスの体重を測り，AkaLumine-HCl投与量を決定する

基質投与量・投与方法の決定

生物発光イメージングにおける発光シグナルは酵素ルシフェラーゼの存在量を反映していなければならない．生物発光反応は酵素反応であるから，基質が過剰量ある限り発光シグナルは酵素の存在量を正確に反映すると言える．したがって酵素を飽和させるようにAkaLumine-HClを投与する必要がある．

脳の神経細胞にAkalucを恒常発現するマウスを利用して，AkaLumine-HClの投与量と発光シグナルの関係を測定したデータを文献1のfig. S11で示している．75 nmol/g BWのAkaLumine-HClの腹腔内投与によって脳内Akalucが飽和したことがわかる．こうした予備実験は大きな手間では

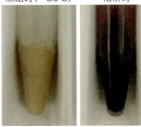
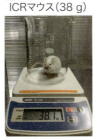
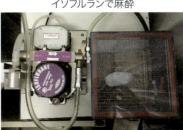
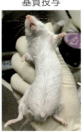
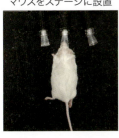
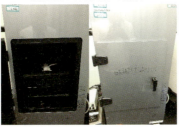
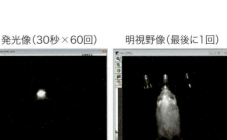
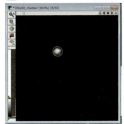
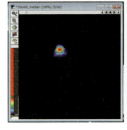
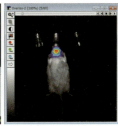

図2　in vivo BLIの実験の流れ

ない．Akaluc発現マウスに日をまたいで異なる量を投与し測定するだけですむ．

　AkaLumine-HClの飽和濃度は，酵素発現の量や部位（組織）によって変わる可能性がある．こうした要因で発光シグナル量が左右される事態を避けるために，それぞれの実験系でAkaLumine-HClの飽和量を見積もっておくことが重要である．

❸ イソフルランによる吸入麻酔を行う

❹ AkaLumine-HClを投与する

発光の経時変化の取得

　基質投与してからの発光の経時パターンをあらかじめ取得する必要がある．従来の in vivo BLI実験においても，D-luciferinを腹腔投与してから10〜20分後に1回だけ発光量を測定し，そのまま定量解析に用いた例が散見される．このような実験法では，発光イメージング固有のバラツキに大きく影響される可能性が高い．なぜならば，図2❽-1や文献1のfig. S12が示すように，実際の発光シグナルは特徴的な山なりの推移を示すからである．予備実験で発光の経時パターンを掴み，再現性や定量性を考慮した画像取得の実際を検討することを推奨する[※5]．

> ※5 もっともわれわれは，基本的に，1回限りの画像取得は行わない．常に1時間程度の連続的なタイムラプス測定を行い，発光シグナルピークを確認したうえで最大シグナル強度を定量解析に用いるようにしている．

　参考までに，AkaLumine-HClの投与は腹腔内，静脈内，経口などさまざまなルートが可能である．各投与法における発光シグナルの強度や経時変化は文献1のFig S14に詳しい．

5 直ちにマウスをステージに設置し，ステージごと装置内に格納する

6 発光像を観察，その後明視野像を取得する

in vivo 発光イメージング装置

　発光イメージング装置の導入を検討している読者を想定して，装置の選定における注意点を記載したい．

　in vivo発光イメージングに必須な装置は，暗箱と高感度カメラ（とレンズ）と簡単なカメラ制御ソフトのみである．発光イメージングに特化したシステムであれば，6～8百万円で揃えることができる．暗箱は動物のサイズなどに合わせて調達するとして，ここではカメラについて言及する．発光イメージング用に使われるカメラは2種類に大別される．冷却CCDカメラとEM-CCDカメラである．

　冷却CCDカメラは，露光時間が30秒以上の低速撮影に適しており，通常のin vivo BLIに最も適したカメラと言える．一方，EM-CCDカメラは，露光時間が1秒未満の高速連続撮像に適しており，通常のin vivo BLIにおいては高速撮影が必要になるケースは少ないので，本稿では触れない．まず特別な事情が無ければ，冷却CCDカメラを選択し，それに合わせて暗箱とレンズをセットアップすることを推奨する．例えば，冷却CCDカメラとしてAndor社製のiKonやPrnceton Instruments社製のPIXISなどがある．冷却によって熱雑音（暗電流）を極限的に減らしたカメラで，露光時間が長くなってもノイズが増えない．一般的に画像転送に数秒を要するものの，得られる画像のノイズの低さはEM-CCDとは比較にならず，微弱光の定量解析に適している．一方，EM-CCDは，動き回る動物からの発光シグナルを高速に撮影する場合など，特別なイメージングを企図する場合にのみ検討する必要が出てくる[7]※6．

> ※6 われわれは，自由行動下の動物のイメージング（動画参照）を行う場合はEM-CCDカメラ（Photometrics社製，Evolve 512）を用いている．

　使用するレンズについては，明るさおよび焦点深度を決める「F値」と，カメラと観察対象の距離に合わせた「焦点距離」の2点に注意する．できる限りF値の小さい（明るく焦点深度が短い）レンズで異なる焦点距離のものを複数揃えておくと便利である．

　参考までに，生物発光イメージング装置のゴールデンスタンダードであるパーキンエルマー社のIVISについて言及する．IVISは基本の発光イメージング以外の付加機能の種類によってさまざまにラインナップされている．IVIS Lumina K Series IIIだけがEM-CCDカメラを搭載しており，その他のIVIS seriesはすべて冷却CCD搭載モデルである．IVISはハードウェアからソフトウェアに至るまでの圧倒的な完成度が魅力である．また，IVISは装置間の感度補正を徹底して行っているため，どの機種で測定したデータであっても，発光量やイメージング感度の比較をすることができる．一方で，完成度の高さと引き換えに，用途に合わせた改造ができず拡張性に乏しいのが欠点であるといえる※7．

> ※7 われわれは，比較的自由度が高く廉価な発光イメージング装置（モレキュラーデバイスジャパン社製MⅡSや日本ローパー社製Lumazon）を利用しており，カメラやレンズを適宜取り替えながら，自身の測定に適切なセッティングを模索し実験している．

7 生の発光画像データのメディアン処理（3×3）を行いノイズを除去する
8-1 バックグラウンドシグナルを除去し，興味部分を選択し，その発光シグナルを定量に用いる
8-2 視認性向上のため擬似カラー表示し，明視野像とマージする

 ## 実施例

　肺の毛細血管にトラップされた僅か1個のAkaluc発現細胞を非侵襲的に可視化した実験例を紹介する（図3）．*in vivo* BLIが最も重宝されている研究分野はがん研究分野であり，ルシフェラーゼを恒常発現するがん細胞をマウスに移植することで，経日的かつ非侵襲的に細胞の増殖や転移の様子などを可視化する技術として利用されている．しかし，従来のD-luciferin/Flucを用いる技術ではその発光シグナルが微弱であるため，細胞数が何万，何百万と集まって腫瘍を形成しないと，深部組織においては発光シグナル検出が困難であった．したがって，例えば転移初期に出現する極少数のがん細胞集団を可視化できる技術が待ち望まれていた．

　AkaBLIの深部少数細胞の検出能を実証するため，マウスの尾静脈に注入された細胞が肺の毛細血管に補足される現象を利用して，肺転移の初期過程を模した実験を行った．実際に1，2，3，10個のAkaluc発現細胞を注入し，AkaLumine-HClを腹腔内投与し発光イメージングを行ったところ，そうした極少数の細胞からの発光を確実に捉えることに成功した．発光シグナル量と細胞数との間には高い相関性が認められ，AkaBLIの定量性についても実証することができた．

　従来のD-luciferin/Fluc利用の*in vivo* BLIにとって脳は未踏の領域と言える．そこで，AkaBLIによる*in vivo* brain BLIにトライした．Akalucをレポーターとして用い，神経活動依存的に転写が活性化するプロモーター（c-fos）と組合わせて神経細胞の発火に伴ってAkaluc発現が増減する実験系を構築し，マウスでその概念実証実験を行った．その結果，脳深部（海馬CA1）のわずか49個の神経細胞（おそらく場所細胞）が，マウス個体の環境の変化に合わせて，活動する様子をくり返し観察することができた．

　ところで，マウスのような小型動物に深部組織はあるのか，というそもそもの疑念がある．われわれは，ラットを飛ばして霊長類コモンマーモセットに挑戦した．マウスと同じ要領で成獣（数歳）マーモセットの脳深部（脳表から数ミリ）の線条体にAkalucのアデノ随伴ウイルスを注入して神経細胞特異的にAkalucを恒常発現させておき，AkaLumine-HClを腹腔内に投与したところ，頭部が発光したまま動き回るマーモセットを高速に観察することができた（）．

　 実験医学online上で関連動画をご覧いただけます

おわりに

　二光子顕微鏡や顕微内視鏡に関連する*in vivo*蛍光イメージング技術が世界中でさかんに開発されている．これらの技術がはらむ問題点として，観察対象への侵襲性および観察視野の狭小性があげられる．今回紹介したAkaBLIは，非侵襲に加えて動物個体を広く観察できることが強みである．高精細観察を得意とする蛍光イメージング技術とは相補的な関係にある．生物発光固有の低空間分解能は課題であるが，Cre-loxPシステムを利用した細胞種特異的発現システムを活用すれば，AkaBLIは，解剖学的あるいは生理学的に限定された細胞のふるまいをマクロに可視化する技術として活躍するであろう．

　本稿で実施例として示したのはあくまでもAkaBLIの概念実証実験データである．動物個体レベルの生命ダイナミズムの包括的理解に貢献してこそAkaBLIの真価が発揮されたと言える．AkaBLIは完成ではなくいまだ発展途中であり，われわれはさらに多様化を図るところである．本稿をきっかけに，ますます多くの研究者にAkaBLIを試していただき，さまざまにフィードバックをいただけることを楽しみにしている．

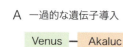
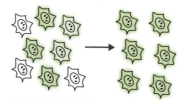
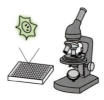
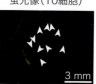
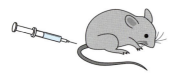
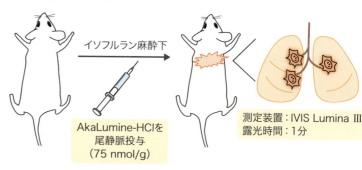
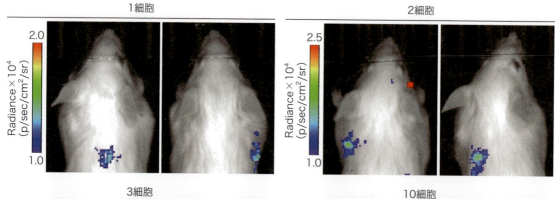
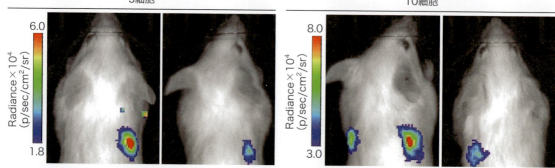

図3 肺の毛細血管にトラップされた極少数細胞を非侵襲的に可視化
A～E) 実験の流れ．F) 1, 2, 3, 10細胞をマウスに注入した際の代表的な発光イメージング画像．

文献

1) Iwano S, et al:Science, 359:935-939, 2018
2) Kim JE, et al:Nucl Med Mol Imaging, 49:3-10, 2015
3) Vassel N, et al:Luminescence, 27:234-241, 2012
4) Berger F, et al:Eur J Nucl Med Mol Imaging, 35:2275-2285, 2008
5) Iwano S, et al:Tetrahedron, 69:3847-3856, 2013
6) Kuchimaru T, et al:Nat Commun, 7:11856, 2016
7) Hamada T, et al:Nat Commun, 7:11705, 2016

● 筆頭著者プロフィール ●

岩野 智:1986年3月26日生まれ.出身地は兵庫県西宮市名塩.現職は理化学研究所脳神経科学研究センター細胞機能探索技術研究チーム研究員.2004年3月に兵庫県立西宮高校を卒業.'04年4月電気通信大学に入学,それから博士取得までずっと電気通信大学一筋.'14年3月に電気通信大学大学院情報理工学研究科にて博士(理学)取得し,'14年4月より理化学研究所脳科学総合研究センター細胞機能探索技術開発チーム研究員,基礎科学特別研究員を経て現職.E-mail:satoshi.iwano@riken.jp

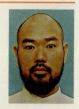

次回は レンチウイルスベクターの安定的な回収法(仮)

● Connecting the Dots ●

博士の学生時代にAkaLumineに最適な変異酵素をつくりたいとずっと思っていたのですが,有機合成系の研究室で設備もなく,やり方も全くわかりませんでした.AkaLumineを使ってくれる人と,変異酵素づくりをやらせてくれる人を探そうと思って,いろんな学会を行脚していました.2012年11月の生物発光化学発光研究会の懇親会に参加していたところ,特別講演を終え,いろいろな人と話し終えたような少し眠(暇)そうに宮脇敦史(敬称略)が眼前に現れました.「あっ宮脇敦史おるやん,AkaLumine宣伝せな」と発声したかどうかは定かでありませんが,それぐらいの気持ちで話しかけに行きました.そしたら意外や意外,発光の酵素と基質の共進化にも興味をもっていて,色んな意味で話通じまくる人だったので「この研究室いかなあかん」と勝手に使命感に駆られました.幾度かのメール交換のあと,D3の夏に研修生として宮脇研究室に参画することができました.以降,学位取得後も研究員として居座り,イメージングのためのモノづくりの神髄を学びながら,生物発光の多様な進化について想いを巡らせています.

(岩野 智)

Current Topics

Tsuboi A, et al : Curr Biol, 28 : 2115-2128, 2018

前がん細胞が正常細胞の領地へ拡大して占拠するしくみ—予測と検証

坪井有寿，藤本仰一

多細胞組織のなかに生じた前がん細胞は，細胞競合とよばれる現象により周囲の正常細胞に細胞死を誘導する．今回われわれは，前がん細胞は分裂を介さずに細胞接着の隣接関係を変化させることで，細胞死により失われた領地を獲得し，組織という限られた空間を優先的に占拠することを明らかにした．

腫瘍形成の初期段階において，生体内に生じた変異細胞は周囲の正常細胞による空間的制約を受けながら拡大していく．この領地拡大は，単に腫瘍細胞の増殖が速いことのみに起因するのではなく，細胞競合現象[1,2]によって，変異細胞（勝者）が正常な周辺組織（敗者）を排除することで駆動される[3,4]．複数の細胞競合関連因子の同定により，敗者を細胞死に導く遺伝的基盤が近年急速に解明されつつある[5]．一方で，細胞死に引き続いて勝者が選択的に失われた空間を埋める機構として細胞分裂が想定されてきたが[6]，検証はなされていない．上皮細胞間の接着結合を維持したまま敗者を勝者に置き換えるには，細胞死によって失われた空間へ勝者が効率的に拡大する機構が必要である．基本的に，上皮組織はハチの巣構造のような六角形の細胞の集合体であり[7]，周囲の6個の細胞と接着した「隣接関係」を維持することで各細胞の面積が均一となり，恒常性を担保する基盤となっている．一方で，細胞死が生じると周囲の隣接関係は組み変わり，隣接する細胞数や細胞面積が細胞ごとに増減し不均一となる．そこでわれわれは，隣接関係に注目して，細胞死で失われた領地をめぐる周囲の細胞の競合を調べた．

多細胞組織の力学シミュレーションによる予測

多くの細胞競合系においては勝者となる細胞が高い増殖活性をもつことが報告されている[1,2,5]．そこでまず，上皮組織中の細胞の力学的変形を再現する数理モデル cell vertex model[7]とショウジョウバエ上皮のモザイク実験を用いて，勝者の出現により生じた分裂速度差が細胞集団へ与える影響を調べた．その結果，モデルと実験の両方において，分裂の遅い細胞のみが細胞集団（クローン）の境界に沿って細長く変形することを見出した．多くの細胞競合系の報告を参考にして[1,2,5]，クローンの境界にある増殖活性が低い細胞へ細胞死を導入するシミュレーションを行い，死細胞に隣接する細胞の面積を細胞死前後で比較した（図1A）．増殖活性の低い細胞はほとんど変化がないのに対して，増殖活性の高い細胞は細胞死直後から急激に拡大して死細胞の面積をほぼ占有することを発見した（図1B）．これまで予想された分裂を介した勝者拡大[6]と異なり，細胞死の過程で周囲の全細胞の分裂を停止しても面積の非対称拡大は維持された．興味深いことに，この細胞拡大の非対称性は死細胞の形が細長い（図1A）ほ

Competition for space is controlled by apoptosis-induced change of local epithelial topology
Alice Tsuboi[1,2]/Koichi Fujimoto[2] : Graduate School of Biostudies, Kyoto University[1]/Graduate School of Science, Osaka University[2]（京都大学大学院生命科学研究科[1]／大阪大学大学院理学研究科[2]）

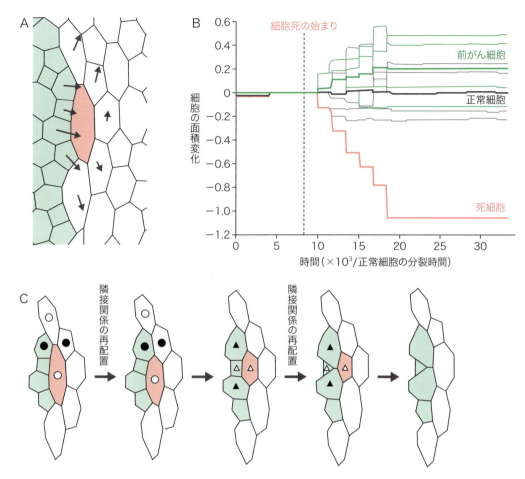

図1 計算機シミュレーションによる予測
A）正常細胞（白）の細胞死（ピンク）に引き続き，隣接する前がん細胞（緑）が優先的に拡大し，細胞死で失われた領地（ピンク）を占有する．矢印は，細胞死前後での各細胞の重心の移動を示す．B）死細胞（ピンク），隣接する前がん細胞（緑）と正常細胞（黒）の面積の経時変化．C）細胞の隣接関係の再配置（cell intercalation）．死ぬ細胞に接着する一部の細胞が離れて（○，△），隣接する別の細胞同士が新たに接着する（●，▲）．（文献9をもとに作成）

ど顕著であった．すなわち，非対称な面積獲得は，勝者細胞の自律的な成長に起因するのではなく，死細胞と勝者細胞の相互作用よって細胞非自律的に制御されることが予測された．加えて，このモデルには細胞間の化学的なシグナルは導入していないので，細胞の力学的・幾何学的な性質が細胞の領地をめぐる競合の勝敗を規定することが示唆された．

勝者細胞の選択的な領地拡大の実験的検証

細胞死で失われた領地を勝者細胞が分裂を介さずに優先的に獲得するという予測を検証するために，ショウジョウバエ上皮（蛹の背板）における細胞競合ライブ観察系[9]を構築した．具体的には，Hippo経路の標的因子Yorkie（Yki：哺乳類Yapホモログ）の過剰発現細胞（勝者）をモザイク状に誘導し，E-cadherin GFPで細胞のアピカル面を可視化した．タイムラプス動画から，Fiji（ImageJ）のプラグインTissue Analyzerを用いて各細胞の頂端面の細胞形状を半自動的に抽出し，面積を定量化した．死細胞に隣接する野生型細胞は細胞死の前後で面積に変化がほぼないのに対して，Yki過剰発現細胞は細胞死直後から分裂を介さずに1時間以内に拡大して死んだ細胞の面積をほぼ占有した．この非対称な面積獲得は，死細胞が細長いほど

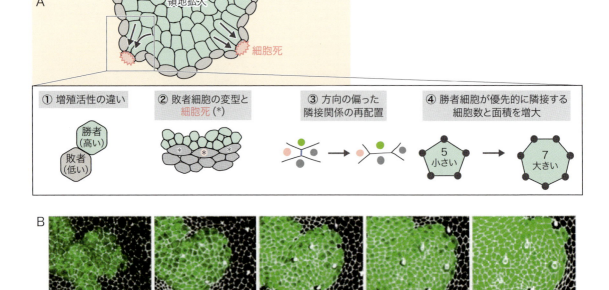

図2 前がん細胞の領地拡大
A) 本研究で見出されたしくみのまとめ．前がん細胞の領地拡大に至る一連のプロセス（あるいは経時変化）．B) ショウジョウバエ上皮において，正常細胞（黒）が前がん細胞（Yki過剰発現：緑）に入れ替わる過程．（写真は大阪大学提供）

顕著になった．同様の現象が，細胞増殖を司るがん遺伝子Rasの活性化細胞（Ras^{V12}）により起こる細胞競合系でも観察された．異なるシグナル経路において同様にモデルの予測が実証されたことから，細胞死に伴う勝者拡大は遺伝型の詳細によらず，腫瘍拡大に関与する細胞競合系に広く成立することが示唆された．

細胞の隣接関係の変化から領地拡大のしくみを探る

以上の結果より，死ぬ細胞が細長くなることで，勝者が選択的に領地を占有していくことが明らかとなった．なぜ，死ぬ細胞の幾何形状が勝者細胞の拡大に重大な影響をもたらすのだろうか？死細胞が異方的である（細長い）場合と，異方的でない（丸い）場合の死ぬプロセスの違いを検討したところ，死細胞が排除される過程でくり返し起こる細胞の隣接関係の変化（cell intercalation：図1C）[9]に違いがあることをモデルと実験の両方で見出した．死ぬ細胞が細長い場合には，クローン境界から垂直方向に位置する短い細胞辺にバイアスしてintercalationが起こるのに対して（図1C中の○/●，図2A），丸い場合にはすべての細胞辺で等確率にintercalationが起こった．さらに，われわれはクローン境界に垂直な細胞辺がintercalationした場合にだけ，勝者細胞が隣接する細胞数と面積を増やすこと（図2A）をモデルと実験の双方から突き止めた．これは，バイアスのあるintercalationにより生じた隣接関係の変化が，勝者細胞の面積を選択的に増加させたためだと考えられた．そこで，実際にモデルにおいてintercalationの方向に人為的なバイアスを導入して細胞死後の面積変化を測定した結果，intercalationの方向制御のみで十分に勝者細胞の選択的拡大が再現できた．すなわち，増殖速度差（図2A①）に起因する死細胞の形状変化（図2A②）に応じてintercalationの方向にバイアスが生じ（図2A③），勝者細胞が選択的に拡大する（図2A④）という一連の仕組みが見出された．このしくみは細胞競合過程で長期間維持され，

細胞数百個分の正常細胞の領地が数時間でYki過剰発現細胞に占拠されることが in vivo 実験から検証された（図2B）.

おわりに

　細胞競合は，上皮組織構造の"破壊（敗者の細胞死）"と"再構築（勝者細胞による占有）"のくり返しと捉えることができる．本研究により，上皮組織に共通する cell intercalation を介して，勝者細胞の面積拡大に有利な形で細胞間の隣接関係が変化し，細胞死で失われた領域を適切に埋めることが示された．本研究で明らかにした細胞死後の勝者優先的な組織占有メカニズムは，腫瘍が空間的な制約を受けつつも急速にその陣地を広げる原理の理解につながると考えられる．多細胞組織の力学シミュレーションによる予測と実験的検証が連携した研究方法は，ヒトを含む生体の正常な発生から病気の発症まで幅広い応用が期待される．

文献

1）Amoyel M & Bach EA：Cell competition: how to eliminate your neighbours. Development, 141：988-1000, 2014
2）『細胞の社会学―細胞間で繰り広げられる協調と競争』（藤田恭之/編），生体の科学 Vol. 67 No. 2, 医学書院, 2016
3）Eichenlaub T, et al：Cell Competition Drives the Formation of Metastatic Tumors in a Drosophila Model of Epithelial Tumor Formation. Curr Biol, 26：419-427, 2016
4）Suijkerbuijk SJ, et al：Cell Competition Drives the Growth of Intestinal Adenomas in Drosophila. Curr Biol, 26：428-438, 2016
5）谷口喜一郎 & 井垣達吏：細胞競合の分子機構とその生理的な意義．領域融合レビュー, 6：e008, 2017
6）Pellettieri J & Sánchez Alvarado A：Cell turnover and adult tissue homeostasis: from humans to planarians. Annu Rev Genet, 41：83-105, 2007
7）『形の生物学』（本多久夫/著），NHKブックス No. 1156, NHK出版, 2010
8）Levayer R, et al：Tissue Crowding Induces Caspase-Dependent Competition for Space. Curr Biol, 26：670-677, 2016
9）Tsuboi A, et al：Competition for Space Is Controlled by Apoptosis-Induced Change of Local Epithelial Topology. Curr Biol, 28：2115-2128, 2018

● 筆頭著者プロフィール ●

坪井有寿：2018年，大阪大学大学院にて理学博士取得．同7月から，京都大学でポスドク研究員として，ショウジョウバエを用いた発生の研究を幅広く行っています．

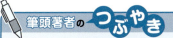

　この研究は，私が学部生のときにもった「正常細胞のなかにがん細胞が少し混ざると何が起こるのだろう？」という素朴な疑問からはじまりました．本研究で用いたシミュレーションは，多細胞組織のなかの細胞とセッケンの泡の形（多角形）の類似性（アナロジー）に基づき定式化されています[7]．細胞と泡を構成する分子は異なりますが，形を生み出す力（物理学の表面張力など）は共通します．生物学的知見（前がん細胞の細胞分裂の頻度が高いことや前がん細胞に隣接する正常細胞の細胞死など）をさらにシミュレーションに加えることで，新たな現象やしくみを予測することができました．　（坪井有寿）

Current Topics

Matoba S, et al：Cell Stem Cell, 23：343-354.e5, 2018

クローン胚ではヒストンメチル化依存的なゲノムインプリンティングが破綻している

的場章悟，小倉淳郎，Yi Zhang

> 体細胞核移植法によって体細胞のエピゲノムを初期化してクローン動物をつくることができるが，その成功率は非常に低い．低成功率の原因として，一部のエピゲノム修飾の初期化異常が想定されてきた．今回，われわれはクローン胚にみられる新たな初期化異常として，ヒストンのメチル化によるゲノムインプリンティングが完全に破綻していることを明らかにした．

体細胞核移植法は，除核した卵子に体細胞の核を注入することにより，分化した核を受精卵の状態へと初期化する技術である（図1）．1997年に，この方法を使って哺乳類ではじめてのクローン動物となる羊のドリーが生まれた．その後も20種を越えるさまざまな動物でクローンがつくられ，畜産や絶滅危惧種の保存など幅広い応用が期待されてきた[1]．しかし，この手法を実際に応用するうえで，成功率が非常に低いことが大きなハードルとなってきた．例えばマウスの場合，クローン胚のうち正常に胚盤胞に到達するのは約30％であり，出生にいたるのはわずか1～2％である．さらに，出生にいたったクローン個体でも，胎盤の過形成などの異常な表現型をともなうことが知られている．これらの表現型から，クローン胚にはその発生を阻害するようなエピジェネティックな異常が存在することが長く想定されてきた．

われわれのグループは，これまでの研究で，クローン胚の発生を阻害する2つの重要な因子を同定してきた．一つはドナー体細胞にあるヒストン修飾の一種であるヒストンH3のLys9のトリメチル化（H3K9me3）であり[2,3]，もう一つはクローン胚で過剰に発現するXist遺伝子である[4,5]．それぞれの阻害因子を除去することで，マウスクローンの発生効率を8～10倍ほど高めることができる．そこで本研究では，これら2つの阻害因子を同時にとり除き，クローンの発生効率がどの程度改善するのかを検討し，そして，この系を用いて他の発生阻害因子を探索した．

既知の2つの発生阻害因子を同時に除去することで，クローン胚の発生効率は相加的に上昇する

まず，既知の2つの発生阻害因子を同時にとり除くことによりマウスのクローン胚がどの程度発生するかを検証した．通常のクローン胚の出生率は約1～2％である．これが，1因子の単独の除去をすると8～9％程度まで上昇したのに対し，2因子を同時に除去すると出生率は相加的に上昇し最大で24％にまで上昇した．この24％という効率はこれまでマウスのクロー

Loss of H3K27me3 imprinting in somatic cell nuclear transfer embryos disrupts post-implantation development
Shogo Matoba[1,2]/Atsuo Ogura[1]/Yi Zhang[2]：Bioresource Research Center, RIKEN[1]/Department of Genetics, Harvard Medical School, Boston Children's Hospital[2]（理化学研究所バイオリソースセンター[1]/ハーバード大学医学部・ボストン小児病院[2]）

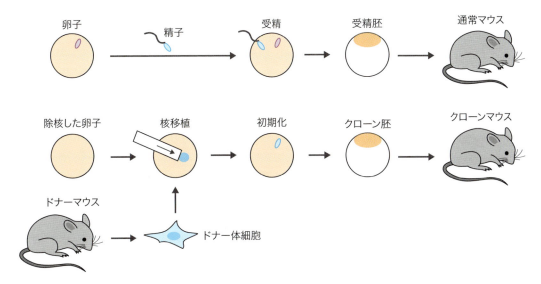

図1 受精と核移植クローンの比較
通常は精子と卵子が受精して胚ができるのに対し，クローンではドナーマウスの体細胞をあらかじめ除核した卵子に注入する．体細胞核のエピゲノムは卵子内で初期化され，クローン胚として発生を開始し，最終的にドナーと同じゲノム配列をもつクローンマウスが生まれる．

で報告されたなかで最高の驚くべき数値である．しかし，このように高い効率で発生するクローン胚でも，着床後に半数以上が発生を停止しており，さらに胎盤の過形成といった表現型は全く改善されていなかったことから，クローン胚の発生を阻害する重要な因子がほかにも存在することが強く示唆された．

クローン胚ではインプリント遺伝子の一部が発現異常を示す

前述のようにして作製したクローン胚は着床直後から発生異常を示すことから，未知の阻害因子は着床前の胚にすでに存在すると想定された．特に，胎盤の過形成はクローン胚に特徴的な表現型である．これまで，胎盤の発生には父方もしくは母方アレル特異的な遺伝子発現を示す「インプリント遺伝子」が大きく関与することが知られている．そこで，着床前期のクローン胚でインプリント遺伝子がどのような影響をうけているかを検証した．

まず，インプリント遺伝子の多くはインプリント制御領域（ICR）のアレル特異的なDNAメチル化により制御されることから，ICRのDNAメチル化パターンを解析したが，クローン胚でもほとんどのICRが受精胚と同様のDNAメチル化パターンを維持していた．次に，実際にインプリント遺伝子がどのような発現パターンを示しているかをRNA-seqにより解析した．受精胚で母方由来発現を示す遺伝子のすべてがクローン胚においても母方に由来する正常な発現を示した一方，受精胚で父方由来発現を示す遺伝子のうち約半数がクローン胚で父母の両方のアレルから過剰に発現していた．興味深いことに，これらの発現異常を示す遺伝子はほとんどが，最近同定された「ヒストン修飾に依存的なインプリント制御をうける遺伝子」に属していた．

クローン胚でのヒストンのメチル化によるインプリント制御の破綻

「ヒストン修飾に依存的なインプリント制御」は2017年に井上らによって発見された新たなゲノムインプリンティング制御システムである[6]．多くのインプリント遺伝子は精子・卵子のどちらかから受け継がれるDNAのメチル化によって制御されているが，一部のインプリント遺伝子はDNAのメチル化に非依存的であることが知られていた．井上らは，これらの遺伝子では卵子から受精胚へと引き継がれるヒストンH3のLys27のトリメチル化（H3K27me3）によって母方ア

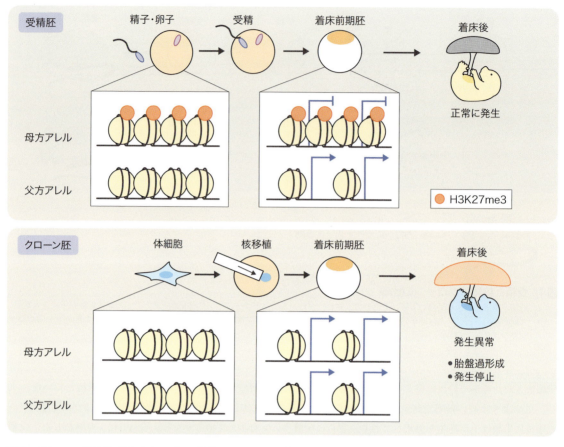

図2 クローン胚でみられたヒストン修飾によるインプリント制御の破綻
受精胚では，ヒストンH3の27番目リジンのトリメチル化（H3K27me3）に依存的なインプリント遺伝子群は，母方アレルにH3K27me3（赤丸）が存在するため，父方アレルからのみ発現する．しかし，クローン胚では，これらのインプリント遺伝子群すべてが母方アレルにあるはずのH3K27me3を失っているため，父母の両方のアレルから過剰に発現する．その結果，胎盤の過形成や発生の停止などのクローン胚に特有の異常が引き起こされると考えられる．

レルからの発現が抑制されており，その結果として父方アレル特異的な発現を示すことを発見した．

前述の発現解析された遺伝子中には，これら新規に同定されたH3K27me3依存的インプリント遺伝子群の多くが含まれていなかったことから，これらの遺伝子の発現を詳細に解析した．今回解析した胚盤胞期の受精胚ではH3K27me3依存的なインプリント遺伝子のうち17個が父方アレル特異的に発現していたが，驚くべきことに，クローン胚ではこの17個の遺伝子のすべてが父方発現パターンを失っており，父母の両アレルから過剰に発現していた．

クローン胚およびドナー体細胞ではH3K27me3によるインプリントマークが存在しない

これらの遺伝子のインプリント異常の原因を探るため，着床前期の受精胚およびクローン胚についてChIP-seq法によりH3K27me3のアレル特異的な集積を解析した．その結果，これらの遺伝子において受精胚でみられるような母方アレルへのH3K27me3の局在がクローン胚では完全に失われていた．以上の結果から，クローン胚ではH3K27me3によるインプリント制御が破綻していることが明らかになった．（図2）

それでは，なぜクローン胚ではこれらのH3K27me3によるインプリント制御が破綻するのだろうか？ 受精

胚にみられる母方のアレルに特異的なH3K27me3は卵子の発生および成熟の過程において蓄積することが知られている[6]．そこで，さまざまな体細胞におけるH3K27me3のChIP-seqデータを解析したところ，卵子でこれらインプリント遺伝子周辺に存在するH3K27me3が，体細胞には全く存在しないことが明らかになった．したがって，クローン胚でH3K27me3依存的なインプリント制御が破綻するのは，もとの体細胞に卵子型のH3K27me3によるインプリントマークが存在しないことが原因と考えられる．

おわりに

H3K27me3依存的なインプリント遺伝子のなかには胎盤形成や着床後の発生にかかわる遺伝子が多く存在することから，おそらく，これらの遺伝子のインプリント制御が破綻して過剰に発現することがクローン胚でみられる着床後の発生異常の一つの原因なのではないかと考えられる．今後は，これらの遺伝子の発現異常がクローン胚の発生におよぼす影響を個別に検証するとともに，H3K27me3を人為的に体細胞に導入するようなエピゲノムの編集技術を開発することで大幅なクローン技術の改善も期待される．また，H3K27me3依存的なインプリントの破綻が他の動物のクローンでもみられる現象なのかも検証すべき重要な点である．

文献

1) Matoba S & Zhang Y：Somatic Cell Nuclear Transfer Reprogramming: Mechanisms and Applications. Cell Stem Cell：10.1016/j.stem.2018.06.018, 2018
2) Chung YG, et al：Histone Demethylase Expression Enhances Human Somatic Cell Nuclear Transfer Efficiency and Promotes Derivation of Pluripotent Stem Cells. Cell Stem Cell, 17：758-766, 2015
3) Matoba S, et al：Embryonic development following somatic cell nuclear transfer impeded by persisting histone methylation. Cell, 159：884-895, 2014
4) Matoba S, et al：RNAi-mediated knockdown of Xist can rescue the impaired postimplantation development of cloned mouse embryos. Proc Natl Acad Sci U S A, 108：20621-20626, 2011
5) Inoue K, et al：Impeding Xist expression from the active X chromosome improves mouse somatic cell nuclear transfer. Science, 330：496-499, 2010
6) Inoue A, et al：Maternal H3K27me3 controls DNA methylation-independent imprinting. Nature, 547：419-424, 2017

● 筆頭著者プロフィール ●

的場章悟：2005年，東京大学農学部獣医学専攻卒業．'09年に同大学で博士号取得後，理化学研究所バイオリソースセンターで3年，米国Boston Children's Hospitalでさらに3年のポスドクを経て，現在は理化学研究所バイオリソース研究センター専任研究員．マイクロマニピュレーターを駆使して，哺乳類の繁殖・発生にかかわるメカニズムの解析と新しい発生工学技術の開発を進めている．

筆頭著者のつぶやき

このプロジェクト，筆者が2015年にアメリカ留学を終える時点でデータそのものはほとんど取り終わっていたにもかかわらず，あまりクリアな結論が出ずに論文化が頓挫してしまっていた．そんな折に留学先で同僚だった井上梓博士（現在理研IMS）がヒストン修飾によるインプリント遺伝子群を発見した．これがたまたま今回のクローンで異常を示す遺伝子リストとほぼ完全に合致していたという偶然から一気に論文化が進んだ．井上博士にはその後の微小サンプルからのChIP-seq解析でもたいへんお世話になった．この場をかりて感謝を申し上げたい．

(的場章悟)

Current Topics

Takatsuka S, et al : Nat Immunol, 19 : 1025-1034, 2018

記憶B細胞のリコール応答を制御するサイトカインの発見

北村大介

> 記憶B細胞は一次免疫応答後の個体内に長期生存する抗原特異的なB細胞と定義されるが，特異的な細胞表面マーカーがなく，細胞自体が少数しか存在しないことから，その動態や制御機構は謎に包まれていた．われわれはIL-9受容体が記憶B細胞に選択的に発現し，そのシグナルが記憶B細胞のリコール応答を制御していることを明らかにした．

「免疫」のもともとの意味は伝染病の「二度なし現象」であり，その本質は免疫記憶である．これが予防接種（ワクチン）の根拠となっている．病原体やそのワクチンなどタンパク質を含む外来抗原が体内に侵入すると，その抗原に特異的なB細胞とヘルパーT（Th）細胞が相互作用することにより増殖し，B細胞は免疫グロブリンのクラススイッチを経て形質細胞に分化し，抗体産生に至る．同時に，一部のB細胞は増殖を続け，リンパ濾胞に胚中心を形成する．胚中心では免疫グロブリン遺伝子の体細胞変異により多様化した抗原受容体を発現したB細胞のなかから，抗原親和性が向上したB細胞が選択され（これを親和性成熟という），記憶B細胞あるいは長期生存形質細胞へと分化する．抗原特異的なTh細胞の一部も記憶Th細胞となる．ここまでの一連の反応を一次応答とよぶ．記憶B細胞は記憶Th細胞とともに，ヒトでは数十年間も生存し，絶えず全身のリンパ組織を巡回し監視する．再び同じ抗原が侵入すると，記憶B細胞はこれにすばやく反応して，記憶Th細胞からの刺激を受けて増殖し，多くは形質細胞に分化して大量の高親和性抗体を産生するが，一部は胚中心B細胞となり，親和性成熟を経て再び記憶B細胞に分化する．これを二次応答またはリコール応答とよぶ（図1）．

一次応答においてはT細胞上のCD40リガンド（CD40L）やIL-4，IL-21等を介した刺激がB細胞の増殖，クラススイッチ，抗体産生，胚中心形成を誘導することが知られている．しかし，記憶B細胞の形成，長期生存，リコール応答を誘導・制御する因子はほとんどわかっていなかった．われわれはリコール応答を制御するサイトカインとしてはじめてIL-9を見出した[1]．

記憶B細胞におけるIL-9受容体の発現

記憶B細胞の研究がなかなか進まない理由には，動物を免疫してから記憶B細胞の形成までに時間がかかり，その数が非常に少なく，また，特異的マーカーがなく純化が困難であることなどがあった．われわれは，CD40LとBAFFを発現させたフィーダー細胞（40LB）上で，IL-4を添加して増殖させた胚中心様B細胞〔induced germinal center B（iGB）細胞〕をマウス

Discovery of a cytokine that regulates memory B cell recall response
Daisuke Kitamura：Division of Molecular Biology, Research Institute for Biomedical Sciences, Tokyo University of Science（東京理科大学生命医科学研究所分子生物学研究部門）

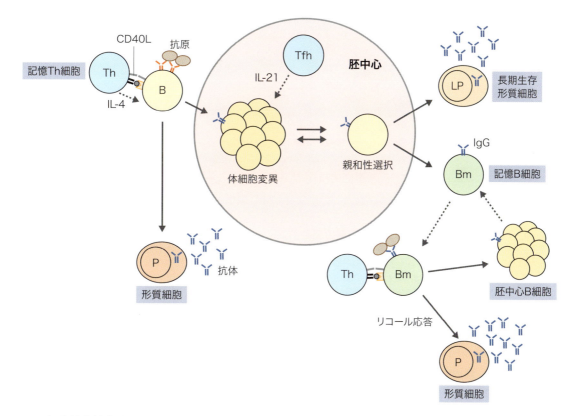

図1 T細胞依存性免疫応答におけるB細胞の反応
抗原を認識したB細胞は増殖して胚中心を形成する．胚中心では体細胞変異により抗原受容体が多様化し，そのなかから抗原に対する親和性が高いB細胞が選択され（親和性選択），それらは長期生存形質細胞か記憶B細胞に分化して生体内に長期間維持される．記憶B細胞が特異抗原に出会うと，記憶Th細胞との相互作用により増殖し，大部分は短命の形質細胞に分化して高親和性抗体を産生するが，一部は胚中心B細胞となり親和性選択を経て，さらに高親和性の記憶B細胞に分化すると考えられている．

に移入すると，体内で記憶B細胞と同等の表現型と機能をもつ細胞（iMB細胞）に分化することを見出した[2]．そこで，比較的短時間に多くの細胞数が得られ，ドナーマーカーにより純化が容易なこのiMB細胞を記憶B細胞の代わりとして網羅的遺伝子発現解析を行い，IL-9受容体α鎖（IL-9Rα）遺伝子が選択的に発現していることを見出した．IL-9Rはα鎖と共通γ鎖からなり，マスト細胞や活性化T細胞，ILC2細胞等に発現するが，B細胞での発現は知られていなかった[3]．

われわれはまず，RT-PCRにより，免疫後のマウスの脾臓B細胞のなかで記憶B細胞に選択的にIL-9RαmRNAが高発現していることを確認した．次に，マウスIL-9Rに対するモノクローナル抗体を作製し，IL-9Rがナイーブ細胞や胚中心B細胞にはほとんど発現せず，記憶B細胞上に発現していることをフローサイト

メトリー（FCM）により明らかにした．またin vitroでは，IL-9Rの発現はCD40を介した刺激でB細胞表面に誘導されるが，リポ多糖体（LPS）や抗IgM抗体では誘導されなかった．さらに，CD40刺激によるIL-9Rの発現誘導はIL-4やIL-21により強く抑制されることがわかった．このことは，CD40Lに加えてIL-4やIL-21の刺激を受けて増殖する胚中心B細胞にはIL-9Rが発現していないこと，そのなかから増殖を止めて分化した記憶B細胞にIL-9Rの発現が誘導されることをよく説明できる．

記憶B細胞におけるIL-9受容体の機能

免疫応答におけるIL-9Rの機能を明らかにするため，IL-9R欠損マウス[4]と野生型マウスとを代表的なT細

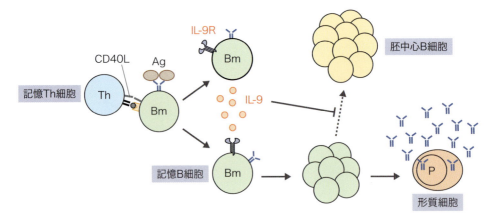

図2　IL-9による記憶B細胞のリコール応答の制御
胚中心B細胞から分化した記憶B細胞はIL-9Rを発現しており，再び抗原と出会うと，Th細胞との相互作用を経て20％ほどの記憶B細胞がIL-9を産生するようになる．リコール応答における記憶B細胞の増殖とその後の形質細胞への分化と抗体産生はIL-9の刺激によって著しく増強される．一方，記憶B細胞から胚中心B細胞への分化はIL-9の刺激によって強く抑制されるが，これも形質細胞への分化を促進するのに寄与していると思われる．このようなIL-9の作用の程度が抗原の質的量的な違いや宿主の系統・個体間によって異なるかどうかは興味深い問題である．

胞依存性抗原であるNP-CGGとアラムアジュバントで免疫したところ，血清中のNP特異的IgG1抗体価および胚中心形成は一次応答においては両マウス間で差はみられなかった．しかし，可溶性NP-CGGによる二次免疫後の抗体産生がIL-9R欠損マウスで著しく抑制されていた．B細胞特異的にIL-9Rを欠損させた骨髄混合キメラマウスを用いた系でもこれと同様の結果が得られた．また，IL-9R欠損マウスにおけるリコール応答の低下はインフルエンザワクチンで免疫した場合にも顕著であった．さらに，免疫後のマウスから採取した記憶B細胞を同数マウスに移入し，これを可溶性抗原で免疫すると，IL-9Rを欠損する記憶B細胞からの抗体産生が強く抑制されていた．しかし，一次免疫後の抗原特異的な記憶B細胞の数にはIL-9R欠損マウスと野生型マウスとで有意差はなく，さらに，二次応答時に優先的に抗体産生細胞に分化することが示されているCD80⁺PD-L2⁺記憶B細胞サブセット[5]の割合も両者でほぼ同等であった．よって，IL-9Rは一次応答における記憶B細胞の分化と維持には必要でなく，記憶B細胞のリコール応答に必要であると考えられた．

前述と同じマウス免疫実験において，二次免疫後の記憶B細胞の増殖と分化をFCMで解析した結果，IL-9R欠損マウスでは記憶B細胞の増殖および形質細胞への分化が野生型マウスと比較し有意に減弱してい

た．さらに，免疫後長期経過したマウスから採取した記憶B細胞を40LBフィーダー細胞上でIL-9を添加して培養すると，IL-9Rに依存して記憶B細胞の増殖と抗体産生細胞への分化が促進された．よって記憶B細胞は二次免疫時にIL-9Rを介した刺激で迅速に増殖し，抗体産生細胞へ分化することがわかった（**図2**）．

一方，IL-9R欠損マウスでは二次免疫後に形成される胚中心B細胞の数が野生型マウスより増加していることが分かった．また，*in vitro*において記憶B細胞上のICOSリガンド（ICOSL）の発現がIL-9R依存的にIL-9の添加により低下することを見出した．さらに，*in vivo*において，二次免疫後のIL-9R欠損マウスにおける胚中心B細胞の形成の促進はICOSLの中和抗体によって野生型マウスと同等のレベルにまで低下した．以上より，IL-9は記憶B細胞上のICOSLの発現低下を誘導して，ICOSを介する記憶Th細胞の活性化を抑制することによって[6]，二次免疫後の胚中心の再形成を抑制していることが明らかになった（**図2**）．

記憶B細胞によるIL-9の産生

記憶B細胞のリコール応答をIL-9が制御していることが分かったが，では，IL-9はどの細胞から供給されるのだろうか．抗IL-9抗体を用いたFCMによって二

次免疫後のIL-9産生細胞を探索したところ，抗原に応答した記憶Th細胞にはIL-9の産生が検出されず，意外にも記憶B細胞の一部がIL-9を産生していることがわかった．記憶B細胞の数％は一次免疫後2週目頃からIL-9を発現しており，二次免疫後の2日目からIL-9産生細胞が増加し，3日目には10〜25％に及ぶ記憶B細胞がIL-9を産生していた．また，採取した記憶B細胞をCD40L上で培養すると，培養液中にIL-9が分泌された．以上の結果から，CD40を介して記憶Th細胞に刺激された記憶B細胞ではIL-9産生が亢進し，IL-9Rを介して記憶B細胞自身が刺激され，その増殖と形質細胞への分化，抗体産生が促進されると同時に，胚中心B細胞への分化が抑制されるという，リコール応答制御機構の一端が明らかになった（図2）．

おわりに

HIVやインフルエンザウイルスなど，ワクチン接種をしても免疫記憶の成立が困難であるウイルスが多くあり，効率よく免疫記憶が成立するような新たなワクチンおよびその接種法の開発が待たれている．本研究の成果から，IL-9あるいはIL-9Rのインヒビターによりワクチンの二次接種の際に記憶B細胞から胚中心B細胞への分化を促し，抗原親和性がさらに高まった記憶B細胞の再生を誘導することができ，高品質の免疫記憶を長期に維持することが可能になると思われる．逆に，二次接種の際にIL-9あるいはIL-9Rアゴニストを投与することによって，ウイルス特異的な抗体産生を増強させ，ウイルス排除効率を高めることも可能かもしれない．

文献

1) Takatsuka S, et al：IL-9 receptor signaling in memory B cells regulates humoral recall responses. Nat Immunol, 19：1025-1034, 2018
2) Nojima T, et al：In-vitro derived germinal centre B cells differentially generate memory B or plasma cells in vivo. Nat Commun, 2：465, 2011
3) Noelle RJ & Nowak EC：Cellular sources and immune functions of interleukin-9. Nat Rev Immunol, 10：683-687, 2010
4) Steenwinckel V, et al：IL-13 mediates in vivo IL-9 activities on lung epithelial cells but not on hematopoietic cells. J Immunol, 178：3244-3251, 2007
5) Zuccarino-Catania GV, et al：CD80 and PD-L2 define functionally distinct memory B cell subsets that are independent of antibody isotype. Nat Immunol, 15：631-637, 2014
6) Dong C, et al：Cutting edge: critical role of inducible costimulator in germinal center reactions. J Immunol, 166：3659-3662, 2001

● 著者プロフィール ●

北村大介：佐賀医科大学（現佐賀大）医学部および医学研究科博士課程修了．1988年よりケルン大学Klaus Rajewsky研にてノックアウトマウス作製・解析に従事．プレB細胞受容体を遺伝学的に証明．'88年より九州大学生体防御医学研究所助手（'91年まで留学），'94年より同助教授，'95年より現職．今後も記憶B細胞の分化・維持・応答の制御機構を追求し，さらに自己免疫疾患やアレルギー病における記憶B細胞の病原性について研究を展開したい．

責任著者のつぶやき

筆頭著者の高塚君が記憶B細胞に選択的に発現する数種類の膜タンパク質遺伝子の機能解析をはじめたのは7年前に遡る．そのなかで見出されたIL-9R欠損マウスの表現型を2015年11月の免疫学会で発表したところ，同じセッションにいたある研究者が話したいと言う．彼のホテルのロビーで互いのデータを話して，論文を同時に投稿しようという彼の提案を受け入れた．ところが，われわれの論文が完成に近づいた'17年6月，「Tfh由来のIL-9が胚中心から記憶B細胞の分化を誘導する」という彼らの論文が発表された．些か動揺したが，よく読むと彼らの結論はわれわれのものとは違っていたので，試しにNat Immunol誌に投稿してみたら運よくレビューに回った．10月に届いた査読コメントでは多数の実験を要求され，高塚，羽生田，山田各氏がリバイス作戦を実行して半年後に再投稿，その後2度のリバイスを経て'18年5月にようやくアクセプトされた．彼らの奮闘努力に感謝したい．　　　　　　　　　　　　　　　（北村大介）

Next Tech Review 特別編

本コーナーでは、今後の医学・生命科学に革新をもたらしうる技術や解析法にいちはやく注目し、その原理から応用可能性までを総説形式で紹介します。

どこまで使える？ メタボローム解析
汎用化と高感度化の近未来をうらなう

モデレーター　曽我朋義　　パネリスト　馬場健史, 杉本昌弘, 三枝大輔, 平山明由, 石川貴正

　分析化学の進歩により、生物試料に含まれる代謝物質の網羅的解析、すなわちメタボローム解析（メタボロミクス）が可能となり、生命科学・医学研究への応用が注目されている。代謝物質のシグナル分子としての機能や、疾患特異的な代謝プロファイルなど、メタボローム解析は様々な発見をもたらした。一方で測定法の限界や試料の取扱の難しさなどから、メタボロームをゲノムのように「身近に扱う」のは依然としてハードルが高いのも現実である。そこで今回、メタボローム解析の今後さらなる普及を占う目的で、実験系の応用開発に取り組んでいる第一人者らによるディスカッションが行われた。いまメタボローム解析では何ができ、何ができないのか？ 近未来の展開は？ 研究のヒント満載の議論を余すところなくお届けしたい。（編集部）

本記事は2018年7月25日に開催された第13回アジレントメタボロミクスセミナー2018（主催：アジレント・テクノロジー株式会社、共催：慶應義塾大学先端生命科学研究所）の特別企画パネルディスカッションの内容をまとめたものです。（編集部）

曽我　近年メタボローム解析が注目されるようになり、その裾野は急速に広がりつつあります。一方でメタボローム解析には特有の難しさがあるのも事実です。そこで今回は、メタボローム解析を① サンプルからの代謝物質抽出、② 分析技術、③ 得られたビッグデータの解析、④ 生命科学への応用（バイオマーカー探索、代謝経路や調節機構の検討、生命現象のメカニズム解明）という4つのステップに大きくわけ、メタボローム解析でお困りの方、またこれから始めたい方に向けて、手法の現状と今後の発展性を議論していきたいと思います。

1 代謝物質の抽出法

馬場　サンプル調製はメタボローム解析のデータの品質を左右する重要なプロセスです。代謝物質をどのように抽出するかで結果が大きく変わってきます。

曽我　例えば大腸菌は1秒で解糖系が回るので、いかに早く代謝を止めるかが重要です。メタボローム解析の論文には必ず抽出法も書いてありますから、参考にしたいですね。

平山　私たちの場合は、微生物でも動物でも、抽出はBligh–Dyer法[※1]を用いています。酵素を迅速に失活させるため、まず100%メタノールに漬けてしまいます[1)2)]。その後クロロホルムと水を入れて5：5：2で混合し

Metabolomics: Now and Future
Tomoyoshi Soga[1)]/Takeshi Bamba[2)]/Masahiro Sugimoto[1)3)4)]/Daisuke Saigusa[5)]/Akiyoshi Hirayama[1)]/Takamasa Ishikawa[1)6)]：Institute for Advanced Biosciences, Keio University[1)]/Medical Institute of Bioregulation, Kyushu University[2)]/Health Promotion and Preemptive Medicine, Research and Development Center for Minimally Invasive Therapies, Tokyo Medical University[3)]/SalivaTech Co.,Ltd.[4)]/Department of Integrative Genomics, Tohoku Medical Megabank Organization, Tohoku University[5)]/Infinity Lab Inc.[6)]（慶應義塾大学先端生命科学研究所[1)]／九州大学生体防御医学研究所[2)]／東京医科大学低侵襲医療開発総合センター健康増進・先制医療応用部門[3)]／株式会社サリバテック[4)]／東北大学東北メディカル・メガバンク機構ゲノム解析部門[5)]／インフィニティ・ラボ株式会社[6)]）

二層に分かれたサンプルから，水相（上層）は親水性（イオン性）分子，クロロフォルム相（下層）は疎水性分子を分取できます．植物や酵母には細胞壁があるので，ジルコニアビーズ入りのチューブにサンプルとメタノールを入れ，低温で高速上下運動させて細胞を破砕しています．

曽我 測定の障害となるDNAやタンパク質を除去できるのもBligh-Dyer法を採用する理由ですね．

三枝 東北メディカル・メガバンク機構では，血漿をサンプルとした標的分子を絞らない解析は100％のメタノールで処理し，最終的に50％メタノール溶液に調整しています[3]．標的を絞った解析では，100％のメタノールまたはアセトニトリルで抽出を行います．この時，リン脂質を解析したい場合は0.1％程度のギ酸を加えて酸性条件にします．アーチファクトであるアシルマイグレーション[※2]を防ぐことが目的です[4]．

石川 リン脂質のような両親媒性の分子に関しては，Bligh-Dyer法による二層抽出では境界面に分布してしまうため，メタノールの割合を上げ一層化し，超遠心により除タンパク質を行ったのちに上清を回収しています．

曽我 酵素を失活させるのに「液体窒素処理はどうか」という質問をいただくことがあります．組織などには良い方法ですが，微生物や培養細胞は培地中に高濃度の代謝物質が含まれているので培地からのコンタミネーションが問題になります．最初に濾過によって培地中の代謝物質を除去することが必要です．

2 分析技術の現状と課題

❶ メタボローム解析に用いられる装置の長所・短所

曽我 メタボローム解析は，分離手法と質量分析（MS）を連結したGC/MS，LC-MS，CE-MS，SFC-MS，IC-MSなどの手法が広く用いられています（表）．「使い分けがわからない」という声も多いので，それぞれの長所，短所を整理したいと思います．

馬場 GC/MSの長所は誘導体化を行うことにより比較的簡単に幅広い性質の代謝物を検出でき，ライブラリを用いた成分同定を行えることです．短所は，誘導体化が必要であること，糖リン酸や核酸などの誘導体化しても揮発性が十分でない分子は分析できないことです．誘導体化の前に凍結乾燥や濃縮遠心が必要で時間もかかります．またEIの感度が高くないため，微量な代謝物質は検出できません．

三枝 LC-MSはLCカラムにバリエーションがあり，分析対象化合物の極性にあわせて選択します．特に，ODSカラムは複数の選択肢が考えられることから，疎水性成分の解析は得意であると考えられます．近年開発された，マルチモードカラムを用いれば比較的幅広い極性の代謝物を分析できます[5]．短所としては，ESIではイオン性の官能基を有さない分子の検出が難しく，APCIを用いた場合においても感度に難があることが挙げられます．また，糖類は苦手です．

平山 CE-MSはイオン性代謝物質を一度に分析できます．代謝物質の約半数はイオン性なので，大きなアドバンテージです．陽イオン性用と陰イオン性用の2つの方法ですべてのイオン性代謝物質を分析できることが長所です[2,6]．一方，サンプル注入量が少ないため，LC-MSと比較して感度が低いこと，また中性物質は測定できないことが短所です．

馬場 SFC-MSは移動相の超臨界二酸化炭素が低極性であることから，疎水性代謝物の分析に適した方法です．メタノールなどの極性溶媒を添加することにより，親水性分子の分析にも適用できることから，幅広い極性の分子を包括的に解析可能できるのが特徴です．高極性分子の測定には適用できないことがSFC-MSの短所です．

平山 IC-MSは，今のところThermo Fisher Scientific社のICしかMSに接続できません[※3]．長所は陰イオン性の代謝物質の測定です．陰イオン性の分子に関してはCE-MSの9割までカバーできるようになりましたが，陽イオン性の分子は測定できないことが短所です．

❷ メタボローム解析に適した装置は

曽我 ずばり，メタボローム解析に最も推奨される装置はなんでしょうか？ 1つの手法ですべての代謝物質を網羅することはできないので，すくなくとも2つの

※1 E. G. BlighとW. J. Dyerによって報告された生体材料からの総脂質抽出法（1959年）．短時間に簡便に行えるのが特徴．メタノール，クロロフォルム，水を用いる．
※2 グリセロール骨格の1位と2位の脂肪酸が転移する現象．
※3 一般にICでは陰イオン性の代謝物質を測定したければ水酸化カリウムでサンプルをpH 12くらいに調整し，陰イオン交換カラムで分離する．この高アルカリ液をMSにそのまま入れると壊れてしまう．Thermo Fisher Scientific社のICにはサプレッサーという装置がついており，イオン交換でKOHがH_2OになるのでMSに接続可能となる．

表 各分析手法の比較

	GC/MS	LC-MS	CE-MS	SFC-MS	IC-MS
分離手法	ガスクロマトグラフィー	液体クロマトグラフィー	キャピラリー電気泳動	超臨界流体[※4]クロマトグラフィー	イオンクロマトグラフィー
分析できる代謝物質の性質	揮発性 △不揮発性（誘導体化が必要）	親水性 └中性 　└△イオン性 疎水性	親水性 └イオン性	疎水性 親水性（△極性分子は苦手）	親水性 └陰イオン性
分析できる代謝物質の大きさ	低分子	分子量 30〜1,200	分子量1,000程度までの低分子	分子量1,000程度までの低分子	分子量1,000程度までの低分子
構造異性体の分離	可	可	可	可（カラムおよび移動相液条件による）	可
誘導体化	要	適宜	不要	不要	不要
サンプル量	数 μL	0.1 μL〜100 μL（LCに依存）	数 nL〜数十 nL	数 μL〜10 μL	数百 nL〜数 μL
一般的なイオン化法	EI CI	ESI APCI	ESI	ESI APCI	ESI
測定に必要な細胞数	10^8 細胞	$10^{6\sim7}$ 細胞	10^6 細胞	$10^{6\sim7}$ 細胞	$10^{5\sim6}$ 細胞
定量性	良	中	良（マトリックス効果の影響を受けにくいため）	中	良（一部の分子を除いて）
分析時間（目安）	1.5〜2日 1日目：抽出→夜のうちに凍結乾燥（遠心濃縮の場合は2〜3時間） 2日目：誘導体化→GC/MS 30〜40分	3〜50分 マルチモード（ESIとAPCIのデータを同時取得）10分 エネルギー代謝関連分子12分 脂質（クロマトグラフに時間がかかる）50分	30〜40分	10〜20分	30〜45分

EI：Electron Ionization（電子イオン化法），CI：Chemical Ionization（化学イオン化法），ESI：ElectroSpray Ionization（エレクトロスプレーイオン化法），APCI：Atmospheric Pressure Chemical Ionization（大気圧化学イオン化法）

組み合わせになりそうです．個人的には，網羅的にバイオマーカーを探索する場合，イオン性の分子はCE-MS，中性物質・脂質はLC-MSが適していると思います．特定の代謝物質を狙って解析する場合は，最も感度の高いLC-MSのトリプル四重極[※5]が最適でしょう．

三枝 例えば，唾液の解析であれば，口腔内細菌の代謝物に極性分子が多いという特徴があるので，CE-MSとLC-MSの併用がよいでしょう．LC-MS法で，ハイスループットを目指さずに特定の代謝物を高感度に検出するためには，カラムスイッチング法[※6]などで濃縮をかけて分離を良くすることをお勧めします．

平山 経済的な面からもCE-MSとLC-MSの組み合わせをお勧めします．Agilent Technologies社の装置は，MSにLCとCEを接続できるため，高価なMSが1台で済みます．

馬場 疎水性分子についてはSFC-MSもおすすめします．SFCは順相系の分離が使えるので，リピドミクスには有効です．親水性分子についてはLC-MSでマルチモードカラム（HILICカラム）を用いれば幅広い代謝物質を分析できますが，今のところ安定性，再現性の点でさらなる開発が必要な印象があります．

平山 HILICカラムについては懐疑的だったのですが，

※4 気体の移動性と液体の溶解性をあわせもつ状態．SFCの移動相には通常 CO_2 の超臨界流体が用いられ，サンプルは CO_2 と混和可能な液体に溶けている必要がある．
※5 質量分析 – 衝突室 – 質量分析が直列に連結された高感度な装置．
※6 2本以上のカラムを連結し，濃縮や分離を連続的に行う方法．

最近登場したAgilent Technologies社のHILIC-Zを使ったところ，アミノ酸20種すべての解析に成功しました．このようにカラムの技術開発が進めば，LC-MSの役割は大きくなると予想しています．

❸ 定量性の問題：マトリクス効果と対策

曽我 CE-MSやLC-MSに用いられるイオン化法であるESIは，同時に2つの分子が入ってきた時，一方がイオン化しやすい分子だともう一方がイオン化せず，定量性が落ちることが知られています．これはマトリクス効果とよばれ，MSを用いるうえで避けられない問題ですが，解決策はあるのでしょうか．

石川 LC-MSで脂質を解析する際は，サンプルを希釈してピークの面積値がその希釈に対応するかどうか検証します．マトリクス効果によるイオン化のサプレッションが起きているとわかったら，分離を改善するのが一番です．

曽我 GC/MSはマトリクス効果を回避できるのでしょうか．

馬場 確かにGC/MSはマトリクス効果が少ないと言われていますが，少ないながら確実に起きています．分離の改善が大事であることに変わりはありません．

曽我 一案としては，同位体を用いる方法がありますね．プロテオミクスでは一般的ですが，サンプルに同位体を添加[※7]すれば，同位体のピークを基準にしてサンプル中の代謝物質の濃度を定量することが可能です．

❹ 高感度化の展望：
シングルセルメタボローム解析は可能か

曽我 生命科学ではシングルセル解析が注目されていますが，メタボローム解析の感度はそれに遠く及びません．どのくらいの細胞が必要ですか？

馬場 SFC-MSで$10^{6～7}$細胞くらい，GC/MSではさらに多くの細胞が必要です．これを1細胞で行うとなると途方に暮れますが，アミノ酸のように存在量の多い分子であれば「工夫」すれば1細胞からでも検出できます．「工夫」とは何かと言うと，クロマトグラフィーのダウンサイジング，そしていかにサンプルロスを防ぐかです．カラムが細いほどサンプルが濃縮されます．分子の吸着が少ない細い石英のキャピラリーチューブ

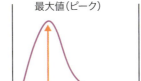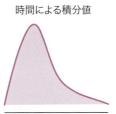

図1 ピーク面積の測定（積分）の概念図
GC/MS，LC-MS，CE-MSなどの分離分析法では測定成分は左のようなピークとして検出される．その濃度はピークの面積としてあらわされるため，右のようにピークを正確に積分しないといけない．ところが，ピークが小さかったり，隣のピークと重なっていたりするとソフトでは積分することが困難になる．この場合，どの部分がピークであるか人が判断することになる．

中でサンプル調製から分析まで行うことで，アミノ酸などの存在量の多い代謝物質であればシングルセル解析が可能になってきています．

三枝 LC-MSでも$10^{6～7}$細胞くらい必要ですが，現状できうる高感度化を駆使すれば，レーザーマイクロダイセクションで組織から切り出した数細胞からの測定も，分子によっては可能になってきています[7]．

平山 他法に比べて感度が低いCE-MSも抽出法を工夫することで10^6細胞での測定が可能です．さらにイオン化法の改善で10^4細胞での測定も可能になってきています[8]．

曽我 まとめると，アミノ酸など一部の濃度の高い代謝物質は，工夫しだいで「シングルセル解析」はできるかもしれませんが，「シングルセルメタボローム解析」は現状では困難だと思った方がよさそうですね．

3 データ解析

❶ ピークとノイズの分離

曽我 メタボローム解析で得られた膨大なデータ（ピーク）は，まずピークの面積の測定（＝インテグレーション）を行う必要があります（図1）．以前はこのインテグレーションが，機器付属のソフトウエアではうまくいかないのが難しいところでしたが，今はどうでしょうか．

三枝 LC-MSはピーク形状によっては人力が必要です．コホート研究で2,000検体の180分子を扱うよう

※7 同位体は大陽日酸社，大塚製薬社，Cambridge Isotope Laboratories社，Toronto Research Chemicals社，Sigma-Aldrich社などから入手可能．

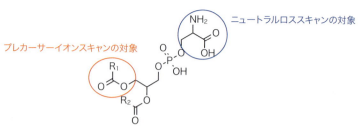
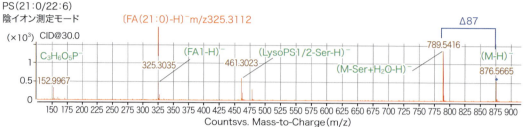

図2 グリセロリン脂質のフラグメンテーション
MS/MS解析において,生体分子から最初のイオン化で生じたイオン(プレカーサーイオン)だけを選別し,フラグメンテーションによりイオン(プロダクトイオン)を生じさせる測定をプロダクトイオンスキャンという.このPS(21:0/22:6)(phosphatidylserine)のプロダクトイオンスペクトルでは,プレカーサーイオンから極性頭部基のSerが脱離したニュートラルロスの質量差分87がPSを特徴づけ,次にグリセロリン脂質の構成要素となる2つの脂肪酸(m/z 325, m/z 327),そして極性頭部基のSerと脂肪酸ひとつが脱落したリゾ体(m/z 461, m/z 463)が認められる.

な場面では,なかなか酷な作業です.

馬場 GC/MSも小さなピークはノイズとの切り分けが難しいですね.

杉本 CE-MSもサンプル間でピークの移動度のズレが非線形に起きてしまうので,類似度を比較して同じ分子由来のピークを同じと判断・補正するソフトウエアを自作する必要がありました[9].

馬場 ソフトウエアが自動で解析してほしいものですが,現状では人間の目で見る方が安心です.そうなると,自動化ではなく補正作業の効率化を重視したソフトウエア,例えばreifycs社のものなどが有用だと思います.

杉本 UCSDが提供しているMetabolomics Workbenchという無償のウェブツールもあり,多変量解析を含めて主要な解析を自動で行えるのですが,「正しく測定できているか」をまず人間が確認しないと,得られる結果は危ういと感じています.

❷ 未知物質の同定:どこまで出来るか

曽我 私がメタボローム解析を開始した2001年当時,KEGG(Kyoto Encyclopedia of Genes and Genomes)のデータベースに登録された代謝物質は10,500種類でした.一方,市販の代謝物質の標品は世界中からかき集めても3,000種類ほどで,メタボローム測定で得られたピークが同定できないという問題がありました.標準試薬が市販されていない状況は今も続いており,メタボローム解析の大きな壁になっています.

石川 脂肪酸ならフラグメンテーション[※8]により固有のスペクトルが見えてきますので,ある程度の組成が推測できます(図2).

平山 親水性の代謝物質に関しては,MS/MS[※9]解析を行っても1つの分子に絞り込むことは不可能です.今後,既存の化合物のスペクトルをAIに機械学習させていくことで,特定が可能になるかもしれませんが.

杉本 AIを活用しようにも今のところAIが学習に使う正しいデータが不足しています.しばらくは人間による推定に優る方法はないでしょう.リテンションタイム[※10]やマイグレーションタイム[※11]のような分離分

[※8] イオン化した分子が衝突することで分子内の結合が開裂すること.
[※9] タンデム質量分析.前出のトリプル四重極のように質量分析-衝突室-質量分析と直列することで,衝突によるフラグメンテーションが起こり,より詳細なスペクトル情報が得られる.
[※10] LC-MSにおいてカラムにサンプルを注入してから検出されるまでの時間.分子により固有である.マイグレーションタイムと同義.
[※11] CE-MSにおいてキャピラリーにサンプルを注入してから検出されるまでの時間.分子により固有である.リテンションタイムと同義.

析系からの情報と，MSから得られる情報を組み合わせることで精度向上を試みたことがありますが，それでもまだ1分子に絞り込むにはデータが足りませんでした．

三枝 私もノンターゲットの測定結果からの分子同定は，人力で行っています．期待している新しい技術が1つあります．従来のクロマトグラフ（1次元）→MSおよびMS/MS（2次元）の分離に加えて，構造や表面積に応じてMSのなかで分子を分離できるIM-MS（イオンモビリティ質量分析）（3次元）が登場しました．これによりデータが1次元追加されるので，より詳細に分子が同定できるようになると考えられます．

❸ どのように代謝を解析するか

曽我 ピークが同定できたら，次の興味は代謝解析だと思います．例えばサンプルAとサンプルBの間でTCA回路に関する代謝物質の濃度が変化しているとして，それが亢進なのか？抑制なのか？どうすれば判断できるでしょうか．

平山 メタボローム解析だけでは代謝が亢進しているかはわかりません．プロテオームやトランスクリプトームの結果と組み合わせることでデータが相互補完され，はじめて解釈可能になります．

曽我 プロテオームからの代謝酵素量の情報と，トランスクリプトームから代謝酵素の遺伝子発現の情報を，メタボロームと結びつけるわけですね．
また，同位体を用いたフラックス解析という手がありますね．グルコースやグルタミンの同位体を添加し，その代謝経路を追いかけるわけです．

4 メタボローム解析の応用

❶ 主要なアプリケーション

曽我 ここまで技術面の話をしてきましたが，最近の応用研究はいかがでしょうか．がんの代謝研究ではメタボローム解析が必須であり，代謝経路の探索や代謝調節機構の解明に広く使われています[10)11)]．

杉本 がんの早期発見のバイオマーカー探索や，手術検体から予後予測を行い治療戦略の設計に利用できる研究が多くなされており，われわれも様々ながん種で取り組んでおります．

平山 がん以外にもさまざまな疾患のバイオマーカー探索に用いられています．メタボローム解析は多くの代謝物を同時に分析するので，複数の代謝物を組み合わせて判別精度を向上させる取り組みも盛んに行われています．

三枝 ノンターゲット解析は，特に有効な治療法が少ない疾患の新たなバイオマーカー探索研究に用いられます．一方でターゲット解析は，機能解析を目的とした研究に応用されています．また，組織検体のメタボローム解析は，質量分析イメージング技術と組み合わせる研究に応用されることも増えております[12)]．

石川 脂質メディエーターによる炎症と抗炎症の新規作用機序の解明や，腸内細菌による脂肪酸代謝物質の宿主への影響についても明らかになりつつあり[13)]，脂質をテーマにした新たな発見がこれからも期待されます．

馬場 疾患メカニズムの解析やバイオマーカー探索などの医学分野における応用研究が多く見られますが，食品分野においても，機能正評価や品質評価などに有効利用されています．

❷ バイオマーカー探索の問題点

杉本 いま話題にあがったように，メタボローム解析で疾患のバイオマーカー探索を行う研究は多いと思いますが，いくつか問題があります．まず，NCBIのGEOのようなもの標準化されたリファレンスデータがありません．また，施設間の臨床検体の取り扱いプロトコルが統一化されておらず，さらに，分析データにそのプロトコルの情報が付属されていません．結果として，デポジットされたデータを個々の研究者が利活用して解析することができないため，1から統一プロトコルを準備し，予備実験でサンプリングのばらつきに関する基礎データを得たうえで，サンプルの収集から研究を進めていかなければなりません．

曽我 バイオマーカーの論文を投稿する際には，必ず2機関での整合性を求められるので，サンプリングの不統一は大きな落とし穴になります．ある病院では血液サンプルが10本集まらないと処理しない，というルールがあり，1本目の血液は30分室温に放置され嫌気解糖が進んでいました．それを知らずに解析した苦い経験があります．

三枝 最近ではコンソーシアムを形成してプロトコルを共有するような動きが広がってきていますね．また，特定の代謝物質を定量できるキットを用いて25カ国の

コホート間を比較するような研究も行われています．

曽我 ヒトの代謝物質はサーカディアンリズムを刻んでいること，生活習慣の違いによりその位相がずれること，食事の影響を受けることにも注意しなければいけません[14)15)]．マウスであれば「毎日〇時に採血する」でOKですが，ヒトではそのような条件設定では有意なデータは得られません．

三枝 ヒト検体の場合は薬剤由来のピークも問題になります．バイオマーカー探索前に日常的にのんでいる薬や栄養補助剤の影響を除きながら解析しなければなりません．

❸ 診断への応用

曽我 バイオマーカーが発見されたとしても，費用や測定時間の問題でメタボローム解析をそのまま診断にもっていくことはできません．臨床検査の世界では機器分析よりも簡便な「抗体」が好まれますが，代謝物質のような低分子には抗体をつくりにくいという問題があります．

杉本 確かに，1つの代謝物質を抗体で検出しようとすると，似たような分子に反応してしまうことがありますね．メタボローム解析を用いるのであれば，複数の指標を見ることで疾患，食事，薬などの影響を総合的に判断できるようなバイオマーカー開発にする，という戦略も重要だと思います．

5 注目の話題

曽我 今後メタボロミクスではどのような展開があるでしょうか．最近，メタボロームコホート研究が複数行われているようですね．

三枝 弘前，宮城・岩手，鶴岡，長浜，群馬でしょうか．

曽我 患者の多い糖尿病や高血圧に先んじて変動する（原因となる）代謝物質が見つかれば有用です．

杉本 解析対象が広がっている例として，私は小児疾患と関連する代謝物質や，幸福感と関連する代謝物質の探索などにも取り組んでいます．

三枝 東北大学医学部教授・東北メディカル・メガバンク機構機構長の山本雅之先生が研究代表者である，「きぼう」日本実験棟船内実験室にて行われていた，第3回小動物飼育ミッション「宇宙ストレスにおける環境応答型転写因子Nrf2の役割」が行っている宇宙マウスプロジェクトのメタボローム解析も興味深いと思います．来るべき宇宙開発時代に向けて，宇宙前，宇宙，宇宙後の3点で変化する代謝物質を測定するものです．

曽我 宇宙のサンプルを地球で測定すると問題が起きます．輸送中の変質が避けられませんし，地球でサンプルを扱う時にコンタミネーションします．そのため，宇宙で使える装置の開発が進められているんですよね．大阪大学では小型のMULTUM（マルチターン飛行時間型質量分析）をGC/MSにしたものを，NASAとAB SCIEX社は小型のCE-MSを開発中です．

馬場 どのような応用を考えるにしても，今後は定量性を上げることが鍵でしょう．特定の代謝物質に対しては安定した結果が得られる前処理，分析方法の開発など，精度の高いデータを取得できる手法を整備して応用例を積み重ねてメタボロミクスの有用性を示していく必要性を感じています．

石川 過酸化脂質など新しいターゲットも出てきていますから，メタボローム解析はまだまだホットでフロンティアだと思います．

曽我 本日はメタボローム解析に関しての貴重な御意見ありがとうございました．皆さんの今後のご研究からこの技術のさらなるブレークスルーが生まれることを期待しています．

文献

1) Soga T, et al.：Anal Chem, 74：2233–2239, 2002
2) Soga T, et al.：J Proteome Res, 2：488–494, 2003
3) Saigusa D, et al.：PLoS One, 11：e0160555, 2016
4) Okudaira M, et al.：J Lipid Res, 55：2178–2192, 2014
5) Kanemitsu Y, et al.：J Chromatogr B Analyt Technol Biomed Life Sci, 1068–1069：1–8, 2017
6) Soga T, et al.：J Biol Chem, 281：16768–16776, 2006
7) Saigusa D, et al.：Mass Spectrom (Tokyo), 3(Spec Iss 3)：S0046, 2014
8) Hirayama A, et al.：Electrophoresis, 39：1382–1389, 2018
9) Sugimoto M, et al.：Curr Bioinform, 7：96–108, 2012
10) Hirayama A, et al.：Cancer Res, 69：4918–4925, 2009
11) Satoh K, et al.：Proc Natl Acad Sci USA, 114：E7697–7706, 2017
12) Sato K, et al.：Sci Rep, 8：11930, 2018
13) Miyamoto J, et al.：J Biol Chem, 290：2902–2918, 2015
14) Minami Y, et al.：Proc Natl Acad Sci USA, 106：9890–9895, 2009
15) Kasukawa T, et al.：Proc Natl Acad Sci USA, 109：15036–15041, 2012

Next Tech Review

登壇者Profile

曽我朋義：1984年，慶應義塾大学工学部応用化学科卒業．工学博士．横河電機㈱，横河アナリティカルシステムズ㈱を経て，2001年，慶應義塾大学先端生命科学研究所および環境情報学部助教授，'06年より教授．'08年，慶應義塾大学医学部教授（兼担）．'03年，ヒューマン・メタボローム・テクノロジーズ㈱を創業．キャピラリー電気泳動─質量分析計（CE-MS）によるメタボローム測定技術の開発者．がんの代謝は，現在最も興味のある研究分野．

馬場健史：九州大学生体防御医学研究所附属トランスオミクス医学研究センター教授（同センター長）．大阪大学大学院工学研究科応用生物工学専攻博士後期課程単位取得退学．NEDOプロジェクト博士研究員，大阪大学大学院薬学研究科助手，助教，同工学研究科准教授を経て，2015年から現職．専門はメタボロミクス，超臨界流体工学．

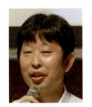

杉本昌弘：早稲田大学卒業後，同修士課程修了．三菱スペース・ソフトウェア，慶應義塾大学，京都大学等にてバイオインフォとメタボロームの研究に従事．博士（学術と歯学）を取得．現在，東京医科大学にて低侵襲医療の研究に従事．

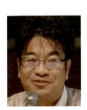

三枝大輔：東北大学東北メディカル・メガバンク機構／大学院医学系研究科講師．星薬科大学薬学部卒業（2006年）．東北大学大学院薬学研究科修士課程修了後，博士課程を中退し，同大学院薬学研究科助手．博士号（薬学博士）取得後，助教を経て，'13年4月から東北大学東北メディカル・メガバンク機構助教，'15年8月より現職．専門は，分析化学．

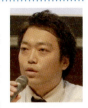

平山明由：2003年，北海道大学大学院地球環境科学研究科博士前期課程修了．現在，慶應義塾大学先端生命科学研究所特任講師．博士（環境科学）．CE-MSを用いたメタボローム解析をベースに，国内外の様々な研究機関と共同研究を行っている．

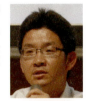

石川貴正：1997年，工学院大学工学部卒業後，西川計測㈱入社．2003年，ヒューマンメタボロームテクノロジーズ㈱入社，取締役員を経て，2014年，インフィニティ・ラボを起業．同年，慶應義塾大学先端生命科学研究所入所．CE-MSによるメタボローム解析の基盤整備に努め，現在はがん研究へのリピドミクスの応用と鶴岡コホート研究におけるQA/QCに取り組む．

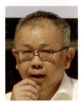

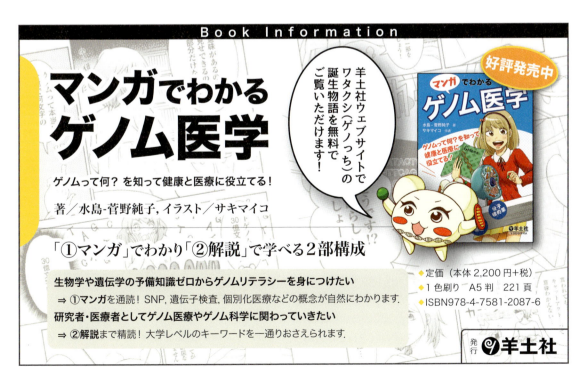

研究室のナレッジマネジメント

高まる！あなたのチームの創造性

著／梅本勝博　北陸先端科学技術大学院大学名誉教授．1975年，九州大学経済学部卒業．'97年ジョージ・ワシントン大学より博士号取得．一橋大学助手，北陸先端科学技術大学院大学知識科学研究科教授などを歴任．専門は，医療，福祉，教育，行政などにおけるナレッジマネジメント．主な著作：『医療・福祉のナレッジ・マネジメント』（共著，日総研出版），『知識創造企業』（翻訳，東洋経済新報社）．

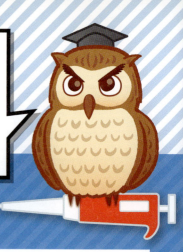

第3回　ナレッジマネジメントとは何か（その2）

1. はじめに

前回から「ナレッジマネジメントとは何か」という問いに，複数の定義で答えています．今回は，定義その3から最後の定義その5までを提示します．

2. ナレッジマネジメントの定義（続き）

その3：暗黙知から形式知を，形式知から暗黙知を創造するプロセスのマネジメント

「暗黙知」については，第1回と第2回の稿で軽く触れましたが，今回はそれを定義して，実例をあげながら説明しましょう．暗黙知は，この概念を創ったマイケル・ポランニーも明確・簡潔に定義していないので，「暗黙知とは何か？」についてはまだ論争が続いています．筆者は，暗黙知を「言語・数式・図表で表現されていない主観的・身体的・経験的な知」と定義しています．もっと簡潔な定義は，「言語で表現されていない知」です．具体的な例としては，個人の思い[注1]や熟練技能です．それと対比されるのが「形式知（explicit knowledge）」で，「言語・数式・図表で表現された客観的・理性的・合理的な知」，より簡潔に「言語で表現されている知」と筆者は定義しています．具体的な事例としては，マニュアルや教科書です．暗黙知と形式知は，相互補完的な関係にあり，ただ量的には暗黙知が圧倒的に多いだろうと考えられますが，一般的にどちらが重要とは言えません．

「ウエット・ラボ」の研究者がもっている実験ノウハウで言語化されていない，例えば五感で実験の進行具合を感じとるノウハウや微妙な手指の動きを伴う手技などで，論文に書けない（書かれていない）身体知も暗黙知です．あるいは，英語圏の国でlaboratory technicianとよばれる人たちでベテランの域に達して

注1　日本語学者，大野晋は『日本語練習帳』（岩波新書，1999, p.7）で，「思い」を「心の中にあり続けるイメージ」と定義しました．「イメージ」といえば，普通は視覚イメージ（画像）を連想しますが，他の五感すなわち聴覚，嗅覚，味覚，触覚すべてのイメージを記憶としてもつことができます．例えば，好きなクラシックのフレーズはいつでも頭の中で思い起こすことができます．また，最近の新聞記事によれば，子どもは生後数ヶ月で男女の体のちがいを認識しており，言葉をもつ前から男女の行動の差にも気づいているそうです．男と女の漠然としたイメージをもっており，大人から自分が「男の子」と言われて，そのイメージに対応する男の子という言葉とそれによって表される概念を知ることになるので，そのイメージは「前概念」と呼ばれています（2018年9月3日 毎日新聞）．「前言語」という概念もあります．

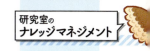

いる熟練技術者がもっている，科学機器の取扱説明書に書かれていること以上の知，例えば個々の科学機器の癖，それらの調整・操作・保守とトラブルシューティングに関する高度な熟練技能も暗黙知です．

暗黙知の存在とその意義がわかるのは，熟練技能という暗黙知をもつ高齢者が研究所を退職し，彼がもっている知が組織から失われるときです．その意味で，暗黙知は「属人的」とも言えますが，必ずしも個人レベルだけに存在する知ではなく，集団，組織，社会レベルでも存在します注2．研究室というチーム全体がもっている文化（思考・行動パターン）や企業文化，国民文化（例えば日本人の手先の器用さやそれを高く評価する文化）も言語化しにくい，されていない部分は暗黙知と言えます．

> 注2　暗黙知と形式知を知の認識論的次元と呼ぶのに対して，これは知の存在論的次元と呼びます．

暗黙知から形式知を創造するということは，簡潔に言えば，暗黙知の言語化です．具体的には，熟練技能者の言葉になっていない熟練技能をビデオ画像に撮ったり，手や体の動きを三次元で捉えることのできるセンサーや圧力センサーなどを付けて作業してもらってデジタル・データを集めたり，インタビューによって質的データを集めたりして，それらを分析し，熟練技能の「コツ」という暗黙知を形式知にすることです．団塊の世代が引退すると，彼らの勤める組織から彼らの技能が失われるので，それらを次世代に伝承しようというプログラムが多くの組織で行われました．

若い人が比較的多いライフサイエンス系の研究室でも，メンバーの入れ替わりに伴う暗黙知の喪失を防ぐために，それをマニュアル化するプログラムが考えられると思います注3．例えば，重要な実験のノウハウという暗黙知を言語化する方法は，そのノウハウをもっているのが一人の場合は，

> 注3　しかし，「マニュアルの弊害」には十分注意すべきです．新人はマニュアルに書いてある通りにやれば実験はいつも成功すると勘違いし，自分で考えなくなってしまう恐れがあります．また，実験のよりよい方法を追求しなくなるかもしれません．それらを防ぐためには，マニュアルの最初のページに次のようなことを書いておくのがよいでしょう．すなわち，マニュアルに書いてあることは，必要な知の一部にすぎないので，それ以外の書かれていない「行間の知」は自分で考えてください．マニュアルは進化するものです．問題を見つけたら，それを解決する方法を考えて，やってみてください．あるいはよりよい方法を思いついたら，それもやってみてください．うまくいったら，マニュアルの改訂を研究室会議で提案してください，と．

1. 実験ノウハウをもっている本人による見本実験のビデオ撮り

2. 彼（女）からの聞きとりを録音し書き起こす（全体の流れに沿って言語化する）

3. ビデオを見ながら実験のコツ（気をつけていること，重要と思うこと）をそれらの場面ごとに指摘してもらい，録音を書き起こして言語化する

4. 抽出した注意すべき箇所と動きを，画像に赤線の丸や矢印を付記して表示する（そのためのソフトウエアがありますが，予算に限りがあれば，標準マニュアルのビデオ静止画像の重要箇所に赤線の丸と矢印を付記するにとどめることもできます）

5. 実験の流れをわかりやすくステップに分けて文章化・図式化し，標準マニュアル（電子版）を作成する注4

> 注4　電子化するのは，マニュアルの内容を更新し絶えず最新にするためです．しかし，基本項目だけを書いた小冊子（紙媒体）を新人にもたせてもよいと思います．

6. まちがいがあればそのつど改め，新しい気づきがあるたびに標準マニュアルに付記する

7. 特に重要な実験の標準マニュアルは，研究室の知的財産なので，セキュリティに気をつけ，機密事項として外部に漏れないようにする

ノウハウをもっている人が複数の場合は,

1. 一人ひとりからノウハウを聞きとる
2. 聞きとりの書き起こしを会議の前に読んで,ノウハウの要点をチェックしてもらう
3. それらの要点について,また会議の場で気がついた新たな要点について,異見をすり合わせ,標準手法について合意する(合意できなければ,PIを入れた多数決で標準手法を決める.同数の場合,PIが決める)
4. 実験方法・手法をまとめた標準マニュアル(電子版)を作る
5. 標準マニュアルに基づく実験をビデオに撮る
6. 抽出した注意すべき箇所と動きを,画像に赤線の丸や矢印を付記して表示する(そのためのソフトウエアがありますが,予算に限りがあれば,標準マニュアルのビデオ静止画像の重要箇所に赤線の丸と矢印を付記するにとどめることもできます)
7. まちがいがあれば,そのつど改め,新しい気づきがあるたびに,標準マニュアルに付記する
8. 特に重要な実験の標準マニュアルは,研究室の知的財産なので,セキュリティに気をつけ,機密事項として外部に漏れないようにする

次に,形式知から暗黙知を創造するとは,前述のマニュアルを何度も読み,ビデオを何度も観てから,失敗を重ねながらも実験を自分でやってみて,しだいにうまくなり,やがてマニュアルを見なくても実験を完璧にできるようになって,マニュアルに書かれたことをほとんど忘れてしまうこと,すなわち実験マニュアルという知識(形式知)から,実験ノウハウとしての暗黙知的な身体知を創造することを意味しています.実際には,その過程で新しい暗黙知的な身体知,例えばより効率的な新しい手技を思いついたり,感覚的・知覚的・認知的ノウハウ(例えば,ある色や音が次の行動の指標となること)を無意識に体得したりすることもあるでしょう[注5].

> 注5 さらに言えば,暗黙知を暗黙知のままに伝承する(より一般的に言えば,共有する)ことも可能です.それは徒弟制と呼ばれる,伝統的な建築,工芸,芸能などに使われてきた,弟子(見習い)が親方や先輩のやり方を,文字どおり見て習う(言葉をほとんど使わずに観察したことを模倣しながら技芸を身に付けていく)方法です.しかし今では,言葉を使うことが増えてきているようです.これについては,知識創造プロセスの理論的モデルを説明する時に改めて述べる予定です.

この最後の無意識に暗黙的ノウハウを体得することは,われわれが本能で規定されている行動以外のさまざまな日常行動を無意識に身に付けるやり方かもしれません.前回,データ,情報,知識,知恵の総称としての「知」のピラミッドの図を,科学研究の意識的・明示的なプロセスを使って説明しました.そのときは,「知」が暗黙知と形式知の両面性をもっていることは説明していなかったので,形式知のプロセスとして科学研究の例を使いました.しかしじつは,意識的・明示的であろうと努める科学研究にも,前述のように無意識の暗黙知的側面もあるのです.われ

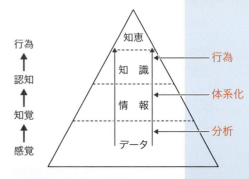

暗黙知と形式知の両面における知のプロセス

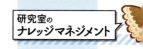

われが創造している知はほとんどが暗黙知であり，そのプロセスは知のピラミッドの左側の上向きの矢印で示されています．無意識に起こっている感覚，知覚，認知，行為は，データ，情報，知識，知恵のレベルに対応しているのではないか，と筆者は考えています．

先に，「知」は暗黙知の側面と形式知の側面の両面性をもっており，暗黙知が圧倒的に多いと考えられる，と述べましたが，それを図に描くと右のようになります．左側の黒い部分が暗黙知で，右側の白い部分が形式知です．間の灰色のグラデーションの部分は，暗黙知と形式知が混ぜ合わさっている部分です．この中間の部分には，私が「暗示知」と名づけた暗黙知と形式知の中間的な存在も含めることができます．ナレッジマネジメントではこれまで言及されることはありませんでしたが，筆者は言語学で使われているコンセプトimplicit knowledgeを「暗示知」と訳して，「文字言語や音声言語に表出化されてはいないが，頭脳のなかでは言葉になっている知」と定義しました．それは「内言」という概念ともつながっています．人間は，イメージだけでなく言葉も使って思考しているのです．

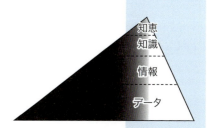

知の両面：暗黙知と形式知

この暗黙知から形式知へのプロセスは，自分（たち）がもっている知を言語化・明示的にすることによって，知識の共有を促進します．逆の形式知から暗黙知へのプロセスは，知を身に付けるためには，頭で理解するだけではダメで，実際にやってみることの必要性を明らかにします．言語化された知を読んで頭で理解しても実行できるとは限りません．なぜならば，言語化された知は実行するのに必要な知の全部ではなく，一部でしかないからです．例えば，複雑な実験は，マニュアルを何度も読んで理解したことを，できるようになるまで何度も何度もやってみる必要があります．

その4：「知」のパワー（能力），プロセス（過程），プロダクト（成果）のマネジメント

「知」とは何か，何と見るかについては，3つの見方（view）があります．よく使われるのは，これまで使ってきたプロセス・ビューで，もう一つがプロダクト・ビューです．『知識創造企業』で採用されたのはプロセス・ビューです．企業経営はプロセスのマネジメントの割合が一番多く，プロダクトは具体的で目に見え，そのマネジメント（例えば，在庫管理）は研究対象としては興味深いものではないので，経営学としてプロセス・ビューを採るのもしかたないでしょう．しかし，プロダクトとしての「知」の典型である特許や論文をマネージする知的財産マネジメントは，経営資源として知識がこの後に説明する「知識社会」でますます重要になってきており，無視することはできません．一般的には，このプロダクトとしての知識が目に見えるために一番理解しやすいでしょう．

しかし筆者は，「知」という言葉の使用例を多く見ながら，それらの意味を考えることで，「知」には能力という根源的な意味があることに気づきました．これが第三のパワー・ビューです．つまり，「知」には生命体の生き続ける営みのなかから創発してきた能力（power），その能力が発揮される過程（process），その過程の成果（product）という3つの意味があるのです．これら3つの関係は右のように図示することができます．筆者はこの図のなかで使われている6つの言葉の頭文字と数から「3P3Eモデル」と名づけました．説明を要するのは，右下の「知的成果が知的能力を強化する」でしょう．これは，例えば知的成果

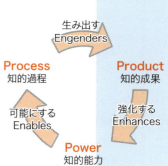

知の3P3Eモデル

としてのパソコンがわれわれの知的能力を強化している注6ことを考えれば，理解しやすいと思います．

以上から，ナレッジマネジメントとは，知的能力開発のマネジメント（研修・訓練による人材育成など），知的過程のマネジメント（研究開発プロジェクトのマネジメントなど），知的成果のマネジメント（知財マネジメントなど）である，と定義できます．

注6　一方で，パソコンを使うことで，多くの漢字を手書きできなくなってしまう，というマイナスの作用もあります．

その5：21世紀「知識社会」における経営パラダイム

ナレッジマネジメントは，人間の社会的・組織的営みとしての「経営」の本質が「知」である，と捉えます．第1回で触れたピーター・ドラッカーは，1959年刊の *The Landmarks of Tomorrow*〔邦訳『変貌する産業社会』（現代経営研究会／訳），ダイヤモンド社，1959〕で早くも知識の重要性に注目しており，「知識労働者（knowledge worker）」というコンセプトを提唱しました．そして10年後，知識が最も重要な資源となる「知識社会」というコンセプトをいくつかの著作注7で提唱し，21世紀は知識社会になると論じました．日本では文部科学省が「知識基盤社会」という用語を使っていますが，意味はほぼ同じです．20世紀が「産業社会」であったとすると，21世紀は「知識社会」になったと言われており，「品質管理」が前者における社会運動と社会技術注8であったとすれば，ナレッジマネジメントこそが知識社会における社会運動と社会技術になると期待されています．

注7　『断絶の時代—来たるべき知識社会の構想』（ダイヤモンド社，1969年）や『知識社会への対話』（日本事務能率協会，1970年）などを参照．

注8　社会問題を解決して社会を円滑に運営するための技術．工学的技術だけでなく，制度，規範などを含みます．

3. おわりに

今回でナレッジマネジメントの定義の説明を終わります．「ナレッジマネジメントとは何か」を大まかに理解していただけたと思います．次回は，知識の創造・共有・活用のプロセス，すなわち知識プロセスをSECI（セキ）モデルとEASI（イージー）モデルという2つの理論的モデルで説明します．

By the Way

今回，暗黙知の典型として「思い」を挙げました．漢字の「思」の上部の「田」は，古くは「白の一がメ」の形に書かれて「シン」と読み，心臓の動きに合わせてひよひよ（ひくひく）と動くので，日本語で「ひよめき」とよぶ，頭蓋骨が固まっていない赤ん坊の頭頂部をあらわしていました．この文字と「心」と組合わせたのが「思」で，「考える」という意味をあらわします．「脳」という漢字の右下に前述の「白の一がメ」の字の変形があります．左側の「月」は肉体を，右側の「ツ」に似た部分は髪の毛をあらわしています．西洋哲学では，デカルト流の「こころ」と「からだ」を二項対立として分断する考え方がありましたが，東洋では「こころ」と「からだ」はつながっていると考えていたようです．近年は，「こころ」すなわち精神は，頭脳のなかに閉じ込められているのではなく，身体全部，さらには環境にまで広がっているとするExtended Mindという考え方が哲学者の間で論じられています．

教科書サブテキストガイド

2019年度教科書選定のご参考に

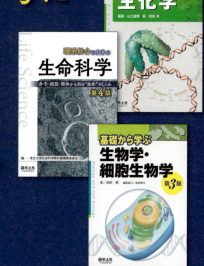

本コーナーでは羊土社がオススメする「生物・生命科学」関連の教科書をご紹介いたします．対象や特徴で選べる豊富なラインナップを，次年度の教科書選定にお役立てください．

羊土社の教科書をご検討の先生に「羊土社Text会員サービス」のご案内

小社では教科書採用または採用ご検討中の先生向けに登録制の会員サービスを実施しております．教科書選定や講義の準備など，先生方をサポートする羊土社 Text 会員サービスをぜひご活用ください．

羊土社 Text会員サービス

☐ 献本申込などが Web から簡単にできます！
☐ 採用書籍に掲載の図表データをご提供いたします！
☐ 採用書籍の更新・訂正情報をお知らせいたします！
☐ 最新の教科書情報をお届けいたします！

ご登録は簡単！

教科書 Web ページ
www.yodosha.co.jp/textbook
画面左上
【羊土社 Text 会員 ⊕新規登録】
より画面に従ってお進みください

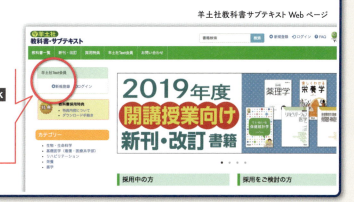

羊土社教科書サブテキスト Web ページ

◆ 自信をもっておすすめする「生物学」の定番書 ◆

羊土社教科書2018年度採用冊数第1位！

基礎から学ぶ生物学・細胞生物学 第3版 特典
和田　勝／著　　髙田耕司／編集協力
■ 定価（本体3,200円＋税）　■ B5判　■ 334頁　■ ISBN 978-4-7581-2065-4

全学共通の教養教育にオススメ

やさしい基礎生物学 第2版 特典
南雲　保／編著　　今井一志，大島海一，鈴木秀和，田中次郎／著
■ 定価（本体2,900円＋税）　■ B5判　■ 221頁　■ ISBN 978-4-7581-2051-7

英語での講義や外国人留学生のテキストに

Ya-Sa-Shi-I Biological Science 特典
（やさしい基礎生物学 English version）
南雲　保／編著　　今井一志，大島海一，鈴木秀和，田中次郎／著，
豊田健介，程木義邦，大林夏湖，David M. WILLIAMS／英訳
■ 定価（本体3,600円＋税）　■ B5判　■ 230頁　■ ISBN 978-4-7581-2070-8

医療系学部や栄養系学部で高い採用実績

大学で学ぶ身近な生物学 特典
吉村成弘／著
■ 定価（本体2,800円＋税）　■ B5判　■ 255頁　■ ISBN 978-4-7581-2060-9

理科が不得意な医療系学生のリメディアルに最適！

解剖生理や生化学をまなぶ前の 楽しくわかる生物・化学・物理 特典
岡田隆夫／著　　村山絵里子／イラスト
■ 定価（本体2,600円＋税）　■ B5判　■ 215頁　■ ISBN 978-4-7581-2073-9

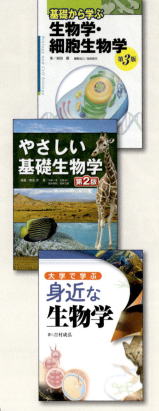

◆ 対象で選べる東大発の生命科学テキスト ◆

東京大学生命科学教科書編集委員会／編

対象：医・歯・薬・農・理学部

理系総合のための生命科学 第4版 特典
■ 定価（本体3,800円＋税）　■ B5判　■ 343頁　■ ISBN 978-4-7581-2086-9

対象：理系学部全般

生命科学 改訂第3版 特典
■ 定価（本体2,800円＋税）　■ B5判　■ 183頁　■ ISBN 978-4-7581-2000-5

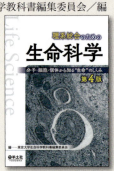

対象：文系を含む全学部・医療系専門学校

現代生命科学 第2版 [2019年2月発行予定] 特典

- 定価（本体2,800円＋税） ■ B5判 ■ 約200頁 ■ ISBN 978-4-7581-2091-3

対象：入試で物理・化学選択

演習で学ぶ生命科学 第2版 特典

- 定価（本体3,200円＋税） ■ B5判 ■ 199頁 ■ ISBN 978-4-7581-2075-3

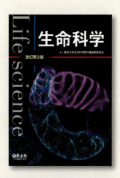

◆ 各分野の"基礎から学ぶ"教科書シリーズ ◆

スタンダードな生化学の内容を丁寧に解説

基礎からしっかり学ぶ生化学 特典

山口雄輝／編著，成田 央／著
- 定価（本体2,900円＋税） ■ B5判 ■ 245頁 ■ ISBN 978-4-7581-2050-0

生物未履修の学生でも理解できるよう基礎から解説

基礎から学ぶ遺伝子工学 第2版 特典

田村隆明／著
- 定価（本体3,400円＋税） ■ B5判 ■ 270頁 ■ ISBN 978-4-7581-2083-8

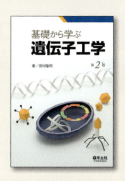

植物代謝産物を理解するために必要な知識を凝縮

基礎から学ぶ植物代謝生化学 [2018年12月発行予定] 特典

水谷正治，士反伸和，杉山暁史／編
- 定価（本体4,200円＋税） ■ B5判 ■ 約320頁 ■ ISBN 978-4-7581-2090-6

羊土社 教科書採用のメリット

このマークのある書籍を教科書としてご採用いただきますと講義用スライドやプリント作成にご活用いただける書籍掲載の図表データをご提供いたします。

◎ ご利用には「対象書籍20冊以上のご採用」、「羊土社Text会員登録」が必要になります。

◎ 採用注文を確認後に弊社からデータ取得のご案内をお送りいたします。

教科書・サブテキストWebページ
www.yodosha.co.jp/textbook/

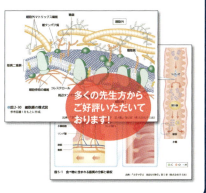

多くの先生方からご好評いただいております！

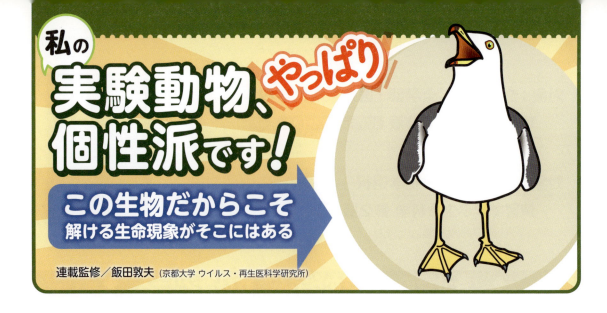

第12回 テロメアで屋外のパイオニアに
野生動物の負荷を評価

水谷友一（名古屋大学大学院環境学研究科）

野生動物に分子生物学の技術を使ってみよう

　現在の生態学分野において，例えば親子判定や分化系統樹の作成，ゲノム解読等々，分子生物学は基礎から応用までなくてはならない技術になっています．そのようななかで，確立しきっていない"ツール"を，モデル生物でもなく，必ずしも条件が整わない野生の動物に対してぶっつけ本番のような状態で活用していくという，なかなかチャレンジングなことを私は行っております．基礎的な性質を正しく見極めたい気持ちと早く応用・利用したい気持ちとのバランスで，私はかれこれ10年ほど野生のウミネコ（*Larus crassirostris*）を相手に，テロメアを研究しています．

　そもそも，私が野生のウミネコを対象にテロメアの研究をはじめたのは，野生動物の年齢を推定したいという多くのフィールド研究者の悲願を成就させたいという野心からでした．人間とは違い出生情報の乏しい野生動物では，観察された多くの事象と年齢の関係が不明であることがほとんどでした．動物の外観や標識による識別が行われていますが，研究者が対象としたい個体のプロフィールがすでに分かっているかは，その生物が過去に識別されていたかという運頼みでした．そんな折に，私は当時の指導教官から"テロメア"の情報を教えられました（そのときの論文；文献1, 2）．「細胞分裂のたびに少しずつ短くなる」，「余命がわかるかも」，「命の回数券のような部分がある」．若ければ長く，老いれば短いだろうという予測から，テロメアは年齢推定のツールになるだろうと期待に胸を膨らませ，標識調査による年齢推定が可能な鳥類それも野生のウミネコを対象に私の研究はスタート（見切り発車）しました．

いつも言われる「野外でテロメア研究しているの!?」

　最近は少なくなりましたが学生時代は特に言われました．「飼育下でやった方がよくないか」と．ときに純粋な質問として，ときに嫌な感じで聞かれることもありました．私も室内の整えられた環境の動物でテロメアを測定できれば，どれだけ不要な要因を排除できるだろうかと今も思います．しかし，そもそも当時の私が目標としていたことは，「テロメア長を用いて野生動物の年齢推定ができないか」ということでしたので，

生物のプロフィール

- **和 名** ウミネコ
- **学 名** Larus crassirostris
- **分 類** 脊椎動物門／脊椎動物亜門／鳥綱／チドリ目／カモメ科
- **分 布** 極東アジア（ロシア南東部から中国大陸の東部，日本や朝鮮半島，台湾周辺）
- **生息環境** 主に沿岸部や河口域．採餌のために海洋や内陸部にも飛来する．
- **体長と体重** 45 cm，450〜650 g（オスの方がやや大きく重い）
- **寿 命** 12〜13歳（野生個体の標識再捕獲調査の平均値），野生下で30歳以上の個体も確認されている（蕪島個体群）．
- **主 食** カタクチイワシやオキアミ．雑食性で淡水魚や昆虫も頻繁に採餌しており，人間用の加工品（ちくわやパン類，加工された鶏皮も吐き戻しから確認）も食べる．
- **生 態** 鳴き声がネコの声に似ている．抱卵期には夫婦交代で1日1回ほど採餌に出かける．"人馴れ"している個体差があり，積極的に人間から餌をもらいにいく個体もいる．餌場の性質を覚えて，各場所で最も餌が採れる時間帯に訪れている．

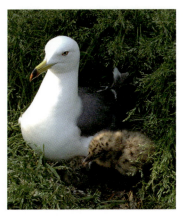

◀ 育雛中のウミネコの親鳥とその雛2羽．雛は親とは違いふわふわの羽毛（綿羽）をしている．水弾き性能がない羽のため雨に濡れると体温低下が避けられない．

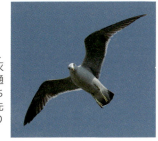

▶ ウミネコに見くだされている図．雌雄同色である．背と翼は濃青灰色で英名 black-tailed gull の通り，尾羽根に黒い帯がある．くちばしと足が黄色で，くちばしの先に黒と赤の斑紋があり，目の周りに赤い縁取りがある．

そのためには，野生ですでに「何十年も生きる動物の年齢とテロメア長の関係を調べること」を変わらず行う必要があったので，初志貫徹，野生環境下のウミネコを研究してきました．

さて私の対象生物の入手方法としては，海鳥が捕獲できる繁殖期にウミネコ繁殖地に出向き，年齢が判定できる親鳥（標識調査によって金属足環が装着されている）を狙って捕獲します〔と同時に，いつ何個産卵したか，雛は何羽か，どこへ行くのか（バイオロギング調査※）などさまざまな生態学的調査も行います〕（図1）．

ただ「初志貫徹」とは言ったものの，実際に年齢既知の野生ウミネコのテロメア長を測定し，年齢との関係を調べた結果は芳しいものではありませんでした．予想とは異なり，若齢個体でもテロメア長が短かったり，高齢でもテロメア長が長かったり，雄雌の長さの差もなかったりと年齢推定ツールに使えそうなポジティブな結果を得ることはできなかったのです[3]．何年もかけて条件を整えた飼育実験も必要かと研究そのものの軌道修正も考えはじめました．しかし一方で，こう

※ **バイオロギング調査**
動物に小型の記録機器を直接装着して行動データ（位置情報や動き，映像など）を記録する手法．人間の観察範囲の及ばない，自然のままの行動データを得ることができる科学技術の発展とともに進歩し続けている研究手法であり研究分野．

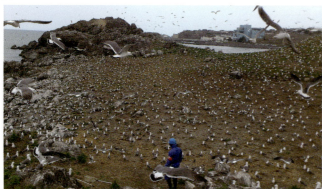 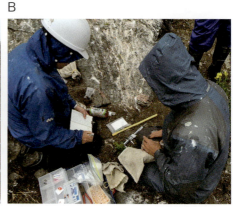

図1 野生のウミネコの繁殖生態調査の様子
A) 調査地である青森県八戸市蕪島ウミネコ繁殖地の全景．奥まで見える白い点はすべてウミネコ．撮影時期は，営巣・産卵が行われる時期．B) 捕獲したウミネコの外部計測の様子．体重や骨格に基づいた鳥体計測の他に，採血や体温測定，安定同位体比分析用の羽毛の採取など調査目的に応じてさまざまなサンプリングを行う．合羽に付いている白いものはウミネコの落としもの．

した結果は既往研究における長寿命の海鳥類と似た傾向にあることがわかりました[4)5)]．ひょっとすると，海鳥類では「単純な短縮ばかりの変化ではない」のかもしれない．また，われわれは複数年にわたり同一個体を捕獲しているので「テロメア長の個体内変化を直接みる」ことができるという光明も見えてきました．

とにもかくにも自然のもとに

年齢既知である個体が多い，鳥類を対象とした「個体の年齢とテロメア長との関係」の研究は2010年頃にひとまずの終決を迎えました[6)]．比較的寿命の短い鳥種では年齢とテロメア長に負の相関関係があるが，長寿命の鳥種ではテロメア長の個体差が大きく年齢との関係が曖昧であることが多く，さまざまな要因がテロメア長の変化に影響し，カレンダー的な年齢を推定するのは困難であると最近ではいわれはじめています．さらに近年は，いわゆる肉体年齢や健康年齢のような指標として，テロメア長の変化が個体の被ったストレスの"大小"推定ツールになるのではないかと示唆されはじめました．

私が毎年，ウミネコの繁殖がある春から初夏にかけて青森県八戸市で暮らす研究生活をはじめてから，数年が経った頃に東日本大震災が日本を襲いました．幸いウミネコも私も直接的な被害は免れましたが，ウミネコたちは生活圏でさまざまな間接的被害を被っていました．一つは繁殖地の植生変化，もう一つは近隣の餌場（漁港や市場，沿岸域の食品加工場）の破壊による採餌場所変化がありました．以前よりウミネコは天然の海洋由来の魚類の他に，人間生活にかかわる場所（前述した近隣の餌場や水田，餌撒き場所等）を大いに活用していました[7)]．しかし，そのような餌場の多くが津波によって破壊され，ウミネコは遠くの海洋での採餌を余儀なくされていました．そのため移動コストが増加し被ストレスも増え，この年は他年度よりもウミネコ個体群のテロメア短縮量が増えていました[8)]．

一方で，長期的に同一個体のテロメア長を測定していると，伸長している年もありました．震災の前年度は，エルニーニョ現象の影響で，渡り期間のウミネコ生息海域は餌となるイワシ類の好適温度帯となり餌が豊富にあり，風雨が少なく低気温でない穏やかな気候だったと考えられます．このため，2009年から2010年の渡り時期は，ウミネコにとって低ストレス環境となり，テロメアが伸長したと示唆されています[8)]（図2）．この結果が発表された2013年頃から動物のテロメア長と周囲環境や状況（餌場の貧富，雛の成長と巣内順位）との関係を調べた研究が増えていきました[9)10)]．

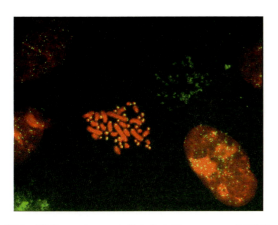

図2 蛍光 in situ ハイブリダイゼーション（FISH）法によるウミネコ染色体（赤色）上のテロメア配列（黄色）
テロメア配列が染色体上の末端部以外に存在していないことを確認するため，ウミネコの線維芽細胞を培養し染色した．その結果，喜ばしいことにテロメア配列は末端部にのみ存在していることがわかった．このため，テロメア長測定時に過大／過小評価してしまうことはないと言える．〔実験協力：宇野好宣博士，名古屋大学生命農学研究科動物遺伝制御学研究室（当時）〕

あなたのテロメアは長いですか？

常に変化する環境とその変化に生物がどのように応答しているかを調べるには，自然条件下で長期的にデータを蓄積し続けるしかありません．非モデル生物を対象にしていると，ウミネコの研究成果のような，地球規模での変化や大規模災害と生物の応答を垣間見ることができます．個体の被ったストレスの評価は，ホルモンや酸化ストレスの測定等さまざまな手法があります．そのなかでもテロメア長はストレスを急激に反映しないため，中長期間のストレスを評価することに適していると示唆されています．

ウミネコは野生動物でありながら，海洋での天然餌から人間生活に係る場所での餌まで幅広い場所を利用しています．どのような場所へ出向き，どのような餌を獲得するのか，行動の定量化だけでなく，行動コストをストレスマーカーで推定することで，動物の採餌戦略やナビゲーションといった，移動にかかわる至近メカニズムや機能の解明に野生のウミネコは適しています．私はその解明にストレスやテロメアの観点から挑戦し続けたいと思っています．さらに，いずれ実験動物だけでなく人間においてもテロメア測定が健康診断の一項目になることを夢見ています．

文献

1) Haussmann MF, et al：Telomeres shorten more slowly in long-lived birds and mammals than in short-lived ones. Proc Roy Soc B, 270：1387-1392, 2003
2) Monaghan P & Haussmann MF：Do telomere dynamics link lifestyle and lifespan? Trends Ecol Evol, 21：47-53, 2006
3) 水谷友一 他：ウミネコにおけるテロメア長と年齢の関係．日本鳥学会誌, 58：192-195, 2009
4) Pauliny A, et al：Age-independent telomere length pre-

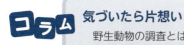

気づいたら片想い

野生動物の調査とは何をするのか．フィールドワーカーが室内実験の詳細がわからないのと同様に，実験系の方々もフィールド調査は何をするのか詳細をご存じないと思います．もちろん研究目的によってさまざまなのですが，基本的には動物と環境が最優先となり，われわれヒトは晴れた日に調査し，雨の日には調査データのまとめや解析をすることになります．私がかかわる海鳥グループでは，日の出から日の入まで行動観察をしたり，夜にしか帰巣しない鳥を真っ暗ななか待ち続けたり，ヘルメット越しに突かれながらも捕獲のためじっとしていたりと野外ならではの苦労話は絶えません（図1）．多くの海鳥は繁殖期にしか陸地に留まらないので（産卵・抱卵・育雛のため），この期を逃すとデータがとれなくなるのでわれわれも必死です．ウミネコつがいの7割以上が毎年同じ場所に同じ相手と営巣し子育てを行うことが，蕪島では約50年続く地元の調査員による標識再捕獲調査でわかっています．通常，見分けがつかないウミネコの顔も標識を装着しているお陰で，毎年顔を合わせていることが人間からも確実に分かり，"顔見知り"として，一方的に私は愛着を感じています．

dicts fitness in two bird species. Mol Ecol, 15：1681-1687, 2006
5）Horn T, et al：The use of telomere length in ecology and evolutionary biology. Heredity, 105：497-506, 2010
7）Yoda K, Mizutani Y, et al：Spatio-temporal responses of black-tailed gulls to natural and anthropogenic food resources. Mar Ecol Prog Ser, 466：249-259, 2012
8）Mizutani Y, et al：Environmental perturbations influence telomere dynamics in long-lived birds in their natural habitat. Biol Lett, 9：20130511, 2013
9）Angelier F, et al：Telomere length, non-breeding habitat and return rate in male American redstarts. Func Ecol, 27：342-350, 2013
10）Nettle D, et al：Bottom of the heap: having heavier competitors accelerates early-life telomere loss in the European starling, Sturnus vulgaris. PLoS One, 8：e83617, 2013

プロフィール

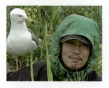

水谷友一
名古屋大学大学院環境学研究科

愛知県出身．名城大学農学部生物資源学科卒業．同大学農学研究科にて農学修士取得．名古屋大学大学院環境学研究科にて依田憲教授の指導のもと，野生のウミネコのテロメア変化の研究で環境学博士の学位取得．現在，同大学院地球環境学専攻生態学講座にて研究員．通常の履歴書には書けませんが，修士時代2年間は基礎生物学研究所にて分子生物学の専門家の実験指導を受ける修行期間をいただくことができました．E-mail：yuichi-san@nagoya-u.jp

---

Book Information

実験医学別冊

あなたのタンパク質精製、大丈夫ですか？

好評発売中

貴重なサンプルをロスしないための達人の技

編集／胡桃坂仁志，有村泰宏

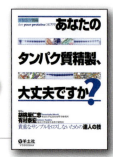

生命科学の研究者なら避けて通れないタンパク質実験．タンパク質の取り扱いの基本から発現・精製まで，実験の成功のノウハウを余さずに解説します．初心者にも，すでにタンパク質実験に取り組んでいる方にも役立つ一冊です．

◆定価（本体4,000円＋税）
◆フルカラー　A5判　186頁
◆ISBN978-4-7581-2238-2

発行　羊土社

ブレークスルーを狙うバイオテクノロジー

編／東京大学先端科学技術研究センター 谷内江研究室

NGS，ゲノム編集，シングルセル…今の生命科学には，かつてないペースで新技術が登場しています．本連載では，組合わせのアイデアで，さらなるシナジーをよび起こす先端バイオテクノロジーをご紹介いただきます．

第2回 DNAバーコードとゲノム編集で個体発生を追跡する

増山七海

いかなる動物の発生も1つの受精卵からスタートし，細胞の分化と分裂をくり返しながらさまざまな器官を形成し，個体をつくり上げる．この過程において生み出される細胞の機能は複雑に交差し，協奏する無数の細胞が生物個体を形成する．この神秘的なダイナミクスに迫ろうとする研究は生物学の歴史の少なくない部分を占めてきた．しかしながら，哺乳動物でいえば，その詳細な細胞系譜は受精卵から胚盤胞に至る程度までのごく初期のものしか理解されていない．もし細胞がどのように分裂をくり返し，どの器官に到達するかという完全な系譜を得ることができれば，それは体系的に生物学研究を進める強力なバックボーンになり，ゲノム情報よりも大きなインパクトを生命科学研究に与えるかもしれない．現在，DNAバーコードとゲノム編集を使ってこのような細胞系譜情報を得ようとする研究分野が黎明期にある．

細胞が経時的に蓄える変異情報を利用する

超並列DNAシークエンシングの登場以降，DNAの配列情報を利用して細胞系譜を解析しようというアプローチが発展してきた．例えば，ボストン小児病院のChristopher Walshのグループは脳の発生過程においてレトロトランスポゾンが染色体上を移動することと脳組織の細胞系譜との関係を調べた[1]．はじめに，ヒト臨床検体の脳組織から単離した16の細胞について1細胞ゲノムシークエンシングを行ったところ，LINE1は細胞間で異なる染色体の位置に観察されやすいことを見つけた．次に，16の細胞のうち2つの細胞で同じ染色体座位にあったLINE1について注目し，同じ脳組織から得た32の切片を解析したところ，このLINE1は空間的に近接している特定の切片間でのみ観察され，LINE1が組織形成の過程で転移を起こしていることが示された．さらに，そのLINE1のもつポリ（A）マイクロサテライトの長さの違いによってLINE1転移後の細胞系譜も大まかに推測できることも示された．

レトロトランスポゾンだけでなく，個体が発生する過程では複製エラーによって細胞の染色体のさまざまな箇所に体細胞変異が蓄積されていく．したがって，多様な生物種のゲノム配列から進化系統樹を再構築するように，体細胞それぞれから1細胞ゲノム情報を手に入れることができれば，それらの細胞系譜が再構築できる（図1A）．一方で，現在の1細胞のゲノムシー

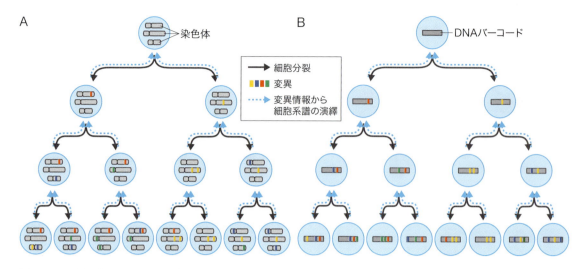

図1 DNA配列を用いた細胞系譜追跡
A) 体細胞変異を利用した細胞系譜追跡．細胞分裂の際に獲得される体細胞変異は次々と世代を経て受け継がれる．したがって，体細胞それぞれの1細胞ゲノム情報を得ることができれば，それらの細胞がどのような細胞系譜を経たのか演繹的に予測することができる．これは多様な生物のゲノム情報から進化系統樹が描けるのと同じことである．B) 動的に変化するDNAバーコードによる細胞系譜追跡．細胞分裂とともに短い人工DNAに集中的かつ高頻度に変異が蓄積されるしくみがあれば，この領域のみをシークエンシングするだけで細胞系譜が再構築できる．

クエンシング技術では，微量サンプルに対する感度が十分に高くないせいでゲノムに生じる体細胞変異を精確に同定することができない．サンガー研究所のMichael Strattonの研究チームはこの点を鑑みて，オルガノイドをつくることのできる体細胞であれば，オルガノイドから得られる十分なゲノムDNAを解読することで，それに由来する1細胞の精確なゲノム情報を得られることに注目した．1匹のマウスの胃，小腸，大腸などから細胞を採取し，十数のオルガノイドを樹立，それぞれのゲノムにおける体細胞変異パターンから採取した細胞の系譜が推定できることを示した[2]．しかしながら，この解析が消化器官に限られているように，全ての組織を構成する細胞がオルガノイドを形成できるわけではないし，ゲノムシークエンシングのコストも安価ではない．

これらの研究は特に新しい知見をもたらしたわけではないが，共通して内包しているよいアイディアは，発生において蓄積されていくゲノム上の体細胞変異を，「経時的なメモリーシステム」として考えたことである．（DNAの複製エラーレートから計算すると）ほぼ全ての細胞分裂において娘細胞には新たな体細胞変異が獲得されていく．したがって，究極的には動物個体を形成する全ての1細胞についてゲノム情報を精確に解読できる技術があればその完全な細胞系譜を得られるかもしれないが，少なくとも現在はこれを可能にする技術がない．

一方，近年の生物学では実験の並列化を目的として共通のPCRプライマー配列で挟まれた短い人工DNAを，異なる分子や細胞を標識する「バーコード」として用いるアプローチが増えている．例えば，遺伝子破壊などさまざまな遺伝的改変が施された細胞株の生育を一斉に調べたい場合は，それぞれの細胞に特異的なDNAバーコードを導入，細胞を混合し，細胞プールを競争的環境下において培養する．培養の前後あるいは時系列ごとにDNAバーコードをPCRで増幅，超並列DNAシークエンシングで解析すると，それぞれの細胞株について一斉にその生育を見積ることができる．本連載でも今後見ていくように，DNAバーコードという概念と超並列DNAシークエンシングによって非常に多様な生物学実験をスケールアップできるようになった．

こういったDNAバーコードの概念を発展させ，細胞に導入した短いDNAバーコードが時間経過とともに高頻度で変異を獲得し，動的にその配列を変えていくようなしくみがあれば，効率的に細胞系譜情報を得られると考えた研究者が多くいた．異なる染色体あるいは染色体の遠い位置に散発的に生じる体細胞変異の

組合わせ情報を細胞系譜の再構築のために必要とする場合は，1細胞に由来する全ゲノム配列を別々に決定しなくてはならない（図1A）．一方で，超並列DNAシークエンシングでも解析できるような短いDNAバーコードが集中的に細胞分裂とともにランダムに変異を蓄積していく場合は，細胞集団をすり潰し，PCRで変異の入ったDNAバーコードを増幅してシークエンシングすると細胞系譜全体が一斉に再構築できる（図1B）というのである！そして，前回紹介したゲノム編集技術の登場によって，2016年以降このアイディアのコンセプトモデルが実現されはじめた．動的に配列を変えるDNAバーコードが発生生物学の風景をガラリと変えるかもしれない．

ゲノム編集による動的なDNAバーコード

ゲノム編集によって動的なDNAバーコードを実現し，動物の細胞系譜をトレーシングするという研究が世界中ではじまり，そのなかで一番乗りを遂げたのがワシントン大学のJay Shendureらのグループである．Shendureらは，野生型Cas9によって編集されるさまざまなターゲット配列をタンデムに並べたDNAバーコード（図2A）によって細胞系譜を演繹的に再構成するGESTALT（genome editing of synthetic target array for linage tracing）法を開発し，ゼブラフィッシュの発生における細胞系譜を予測した[3]．DNAバーコードを保持する遺伝子改変ゼブラフィッシュを作成後，この1細胞胚にCas9タンパク質およびDNAバーコードを編集ターゲットとするガイドRNA（gRNA）群をインジェクションした（図2B）．その後，生まれたゼブラフィッシュのさまざまな発生ステージの異なる組織から細胞を回収，PCRと超並列シークエンシングによりDNAバーコードの変異パターンを同定し，細胞系譜を再構築した（図2C）．これが実質的にDNAバーコードとゲノム編集を組合わせて全細胞系譜追跡を行った最初の美しいデモンストレーションとなった．

これが讃えられるべき成果である一方で，さまざまな新しい課題も明らかになった．例えば，GESTALT法では野生型Cas9による編集がDNAバーコードに引き起こされる際，複数箇所にDNAの二重鎖切断が起こるため配列の大規模な欠失が頻繁に起こる．したがって，ある時点においてDNAバーコード領域に欠失が起こると，それまでにその領域に変異として蓄積された細胞系譜の情報は一気に脱落してしまう．またCas9にはターゲット配列の特定の箇所を切断しやすいという特性があり，完全にランダムな配列変化を引き起こすことができない．実際に成体のゼブラフィッシュで観察されたDNAバーコードの編集パターンは特定のパターンに偏り，再構築された細胞系譜の解像度は高くはなかった．さらに，GESTALT法ではCas9とDNAバーコードのもつターゲット配列群を狙うgRNAはインジェクションによって導入されているため，ゼブラフィッシュの発生を通してシステムが安定に動作していた保障がなく，再構築された細胞系譜が実際の発生過程をどれだけ反映しているかについては今後検証が必要である．

ほぼ同時期に，連載の後半でも取り上げるScratchpad法など細胞系譜追跡のための基礎的なゲノム編集手法とその応用デモンストレーションが相次いで発表され，世界中で多くの研究グループがゲノム編集の誕生を契機にこの重要なゲームに飛び付いていたということが明らかになった．それらのなかでも，MITのTimothy Luのグループや，Shendureの元メンターであり，前回紹介したgRNAによる動物細胞のゲノム編集を発表したGeorge Churchのグループは「gRNAがそれ自身をコードするDNAを編集する」システムを細胞系譜追跡のために開発した．前回述べたように，本来CRISPRシステムは，ターゲット配列に隣接するPAM配列を認識し，ターゲット配列と同じスペーサー配列をもつgRNAのコード配列は切断されないようになっている．これは天然のCRISPRシステムが宿主のDNAと侵入者のDNAを認識するためのしくみである．両グループは同時期に，二次構造を保持させたままgRNAがPAM配列をスペーサー配列の隣に持つようにすると，gRNAがそれ自体をコードするDNA領域を編集することを見出した（図3）．Luらがself-targeting gRNA（stgRNA）[4]と名付け，Churchらがhoming gRNA（hgRNA）[5]と名付けたこのシステムでは，スペーサー配列をコードする領域が編集されると，直ちにそこから発現するgRNAがまた自身をコードするDNAの編集をくり返すので，自己編集されていくDNA配列が細胞系譜追跡のための動的なDNAバーコード

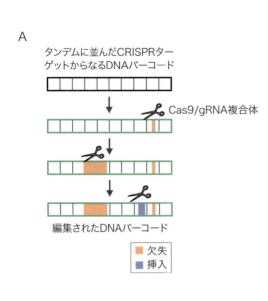
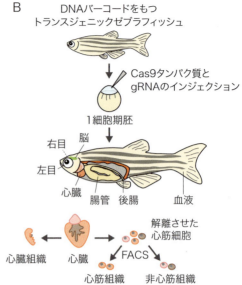
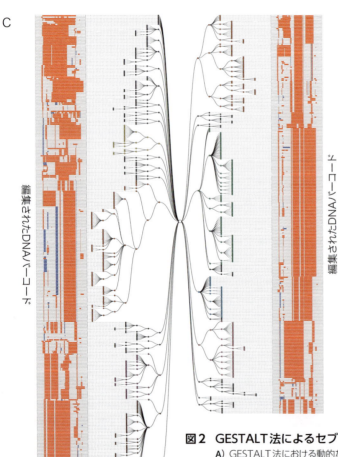

図2 GESTALT法によるゼブラフィッシュ発生系譜の追跡
A）GESTALT法における動的なDNAバーコードのデザイン．CRISPR/Cas9によってDNAバーコード配列が時間発展とともに徐々に編集される．B）ゼブラフィッシュの細胞系譜トレーシング．DNAバーコードを染色体上にもつトランスジェニックゼブラフィッシュの胚にCas9とgRNA群がインジェクションされ，生体のゼブラフィッシュのさまざまな組織のDNAバーコードの編集パターンが解析された．C）実際に再構築されたゼブラフィッシュの細胞系譜．（Cは文献3より引用）

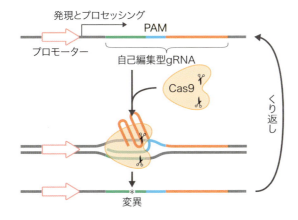

図3　自己編集型gRNAシステムによる細胞系譜追跡

として利用できるというアイディアであった．一方で，DNAの二本鎖切断が引き起こす塩基の欠失がPAM配列や発現プロモーターに及んだ場合は当然システムが停止してしまう．また，細胞系譜追跡のためには比較的長い時間に渡ってgRNAの自己編集が起こる必要がある．発現プロモーターとPAM配列の間の配列を75塩基程度までに延長することで編集活性を低下させ，長期間作動するようなhgRNAシステムも考案されたが，PAM配列が編集されてしまったときにシステムが停止する課題についてはまだ有効な回避策が見出されていない．

それでも，すばやく活動していたChurchらのグループは2018年に入って，hgRNAをもちいてマウスの発生初期における細胞系譜追跡を実施したと発表した[6]．ChurchらはPiggyBacトランスポゾンを用いて，自己編集スピードの異なるhgRNA発現カセットをマウス染色体上の60カ所にランダムに導入した．このhgRNAシステムを染色体上に点在するように持つMARC1（mouse for actively recording cells）と名付けられたマウスとCas9を発現するマウスを交配させ，その受精卵においてhgRNAシステムが作動するようにした．妊娠後，さまざまな日齢における胎盤，卵黄嚢，マウス胎仔の頭部，尾部，心臓，四肢，脳の各部位などからDNAサンプルを回収し，それぞれのサンプルについてhgRNAの変異パターンを解析した．サンプル間におけるhgRNA変異プロファイルの差を比較したところ，それらが実際の発生過程に照らして理に適っているものであることが示された．また成体MARC1

マウスの各脳領域のhgRNAを調べたところ，脳の左右の神経細胞における変異プロファイルが類似していることが明らかになり，マウスの脳発生は前後軸形成からはじまり，その後左右軸に発達することが示された．これは動的なDNAバーコードを用いて哺乳動物個体の発生を捉えたはじめての例になった．一方で，得られた結果は依然としてわれわれがもっている哺乳動物の細胞系譜に関する知識を押し上げるようなものではなく，体細胞変異によって細胞系譜追跡をする場合と似たような問題を内包していた．つまり，一つのhgRNAでは細胞系譜再構築のための十分な情報を記録することができず，複数のhgRNAの編集プロファイルを頼りに系譜を推定するしかない．このデモンストレーションでは，1細胞由来のオルガノイドを構築してhgRNA変異の組合せ情報を取得するのではなく，各組織サンプルの平均的なhgRNA編集パターンの組合せ情報を取得し，組織間でそのプロファイルを比較するというアプローチがとられ，それぞれの組織を構成する細胞レベルでの詳細な細胞系譜の再構築は犠牲にされた．もっとも，賢明なChurchらが今回の戦略の欠点に気づいていなかったわけはなく，発生トレーシングに向けた次なる戦略も考えていないはずがない．本連載を続けていくなかでも，彼ら（とその競合グループ）が何をやったかだけでなく，今後どのような戦略をとってくるだろうかということが見えてくるだろう．

複雑なDNAバーコード集団あるいはDNA組換えによる細胞系譜追跡

ここで少し歴史を戻してみると，ゲノム編集による動的なDNAバーコードというアイディアが実現する以前からDNAバーコード自体は細胞系譜解析に利用されてきた．例えば，2011年にスタンフォード大学のIrving Weissmanらのチームはランダムな配列をもつDNAバーコードのプールをレンチウイルスによってマウスの造血幹細胞に導入し，1細胞ずつ異なるDNAバーコードで標識された造血幹細胞のプールを再度マウスに移植することによって造血プロセスを解析するという手法を発表した[7]（図4）．バーコード化された造血幹細胞をマウスに移植後，時間を置いて，分化した血液細胞群を骨髄から回収，表面抗原マーカーによ

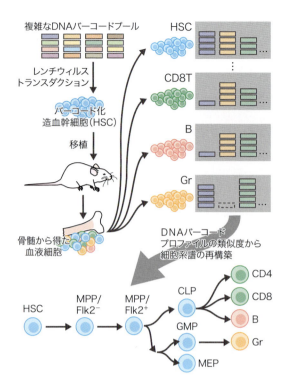

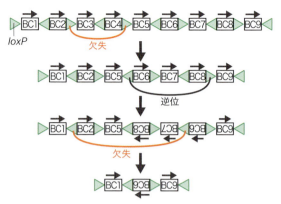

図4 DNAバーコード化された造血幹細胞の移植による造血プロセスの観察

図5 Polylox法による細胞のラベリング
Polyloxカセットの組換え反応の一例を示す．互いに同方向の*loxP*間で組換え反応が起こるとDNAバーコードの欠失が生じ，互いに逆方向の*loxP*間で組換えが起こるとDNAバーコードの逆位が生じる．

る標識とフローサイトメトリーセルソーターによって各種未分化細胞，B細胞，T細胞，顆粒球などを分取した．分取したサンプルごとにDNAバーコードを超並列DNAシークエンシングで解析し，異なるDNAバーコードについてそれらの数をプロファイルとして得て，サンプル間におけるプロファイルの類似性から造血過程における細胞系譜を再構築できることを示した．再構築された細胞系譜はそれまで知られていた造血過程に照らして妥当なものであると同時に，造血のさまざまな段階における未分化細胞の各細胞種への寄与率が推定された．

動的なDNAバーコードが開発段階にある現在においては，このように細胞集団レベルでDNAバーコードの分布プロファイルを解析するアプローチも依然としてパワフルである．しかしながら，個別の細胞を別々のDNAバーコードで標識する必要があり，Weissmanらの例ではレンチウイルスと造血幹細胞の移植の系を用いることでこれを実現した．このように外部から細胞集団に標識を導入する手法は，動物発生を含めて系の途中での介入が難しい対象には利用できない．また，

造血分化の解析においても，そもそもこのようなレンチウイルスによる侵襲と移植を組合せた手法から得られる結果が本来の造血プロセスを反映しているのか疑問視する考え方もある．

細胞集団サンプルを後から標識するのではなく，DNA組換え配列を染色体に仕掛けておくことによって，ある細胞から生まれる細胞群を別々に標識しようというアプローチも登場して久しい．そのなかでも代表的なBrainbow法[8]は部位特異的DNA組換え配列である*loxP*配列や*FRT*配列などによってさまざまな蛍光タンパク質遺伝子を挟んでタンデムに並べたものを染色体に導入し，これをもつ胚や組織において組換え酵素の発現を誘導，異なる細胞が異なる蛍光タンパク質の組合せで標識されることを可能にした．同一の細胞クローンは同じ蛍光タンパク質群が発現するため，イメージングと組合わせることで，発生過程における細胞クローン群がどのように組織を形成するのか一定の解像度で解析することが可能になった．

ドイツがん研究センターのHans-Reimer Rodewaldらのグループは，ゲノム編集による細胞系譜追跡技術が次々と発表されるなか，時を同じくしてBrainbow法とDNAバーコードを組合せたPolylox法[9]を発表した．この手法では蛍光タンパク質遺伝子の代わりに複数のDNAバーコードが*loxP*配列で挟まれており，Cre組換え酵素によって細胞内でランダムな*loxP*配列ペア間において生じる組換えがさまざまなDNAバーコー

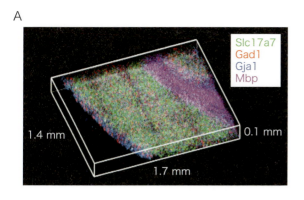
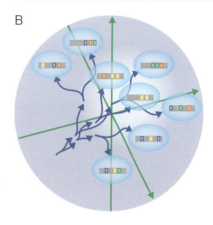

図6 in situ シークエンシング技術は空間情報をもった生体組織の細胞系譜を可能にするだろう
A) STARmap法による大脳皮質視覚野のトランスクリプトーム in situ シークエンシング（約32,000細胞）．B) 動的なDNAバーコードの3D in situ シークエンシングができれば細胞の空間情報と細胞系譜を大規模に繋げることができる．（Aは文献12より引用）

ド配列の組合せをつくり上げる（**図5**）．Rodewaldらは，9つの異なるDNAバーコードを loxP 配列で挟んで並べ，理論的にはCreによる6回程度までの組換えで約60万に及ぶDNAバーコードの組合せを生み出せるようなPolyloxカセットを準備し，これによって移植を介さない造血幹細胞の分化解析を行った．Polyloxカセットをもったマウスとタモキシフェン誘導性Creをもったマウスを交配させ，造血幹細胞が生まれる9.5日目胚が形成された段階で，タモキシフェン投与によりPolyloxの組換えを作動させ，生後9〜11カ月の仔マウスの骨髄から各種血液細胞をサンプリングした．それぞれの細胞種のもつPolyloxの組換えパターンを解析したところ，造血幹細胞の分化が食細胞-赤血球系列とリンパ球系列へ明確に分かれる一方で，一部の造血幹細胞は特定の系譜にのみ分化すること，骨髄系前駆細胞と定義される細胞から分化すると考えられていた細胞が別の系譜を経て生じることなどが示唆された．

人工回路をもつ細胞による生物学

1983年にSulstonらによって線虫の全細胞系譜が明らかになってから35年が経ち，この数年で次々と発表されたDNAバーコードとゲノム編集，DNA組換えを利用した細胞系譜トレーシング技術は，高解像度で動物発生をまるごと捉えられる技術に一気に発展する期待がある．ここで冷静になって留意すべきことは，「細胞分裂とともにDNA配列にランダムに蓄積される変異情報（＝動的なDNAバーコード）自体は，観察する娘細胞群を形成した細胞系譜の分枝トポロジー（系統樹形）を再構築できるに過ぎない」ということであり，実際に解析する娘細胞がどのような種類の細胞であるか，どのような遺伝子発現プロファイルをもつか，あるいは空間的にどのような位置にいるかというアノテーション情報とセットで考えなければ意味がない．ここで紹介した研究においても，解剖あるいはフローサイトメトリーセルソーティングによって解析対象となる細胞あるいは組織サンプルにはアノテーションが付与されたうえで細胞系譜が解釈されていた．高解像度の細胞系譜が得られたとしても，その「樹」の解像度に見合った意味付けができなければ意味がない．

今回はDNAバーコードを利用した次世代の細胞系譜トレーシングの概念を中心に紹介したが，カリフォルニア工科大学のLong Caiらは in situ イメージングによってゲノム編集状態を捉えるScratchpad法[10]によって細胞の系譜と位置情報を同時に捉えるアプローチを発表した．また，Shendureらも2018年には1細胞トランスクリプトームと細胞系譜を同時に捉えられるようにGESTALT法をさらに発展させた[11]．この他，前回登場したゲノム編集のFeng Zhangを輩出したスタンフォード大学のKarl Deisserothらは in situ シークエンシングによって脳組織の三次元空間における1細胞トランスクリプトーム配列を解読するSTARmap

法[12]を発表し（**図6A**），組織，トランスクリプトームと細胞系譜を空間的に同時に捉える技術の実現も期待される（**図6B**）．

大きく考えれば，バイオテクノロジーには超並列DNAシークエンサー，質量分析機，超解像イメージング技術などの生物試料を観察するための機械工学と，生命システムを生物学実験のために拡張する遺伝子工学や細胞工学がある．これらを横断的に利用した生物学はますます重要になるが，特に後者ではゲノム編集などによって「細胞あるいは細胞内のイベントをメモリーシステムとしての人工的なDNAに記録する」というアプローチが考えられる．自然科学は，われわれに目の前に現存する試料しか解析することを許さない．われわれはタイムトラベルができないため対象となる生物の過去の状態をそのままでは知ることができない．細胞をすり潰さないと高解像度の分子プロファイル情報は得られず，モデル生物を生きたままにして時系列で解析すると限られた情報しか得られない．悪性腫瘍などさまざまな生命システムにおいて，それを構成する不均質な細胞群が時間経過とともにどのように分子プロファイルを変えながら進展していくのか知ることはきわめて難しい．このようななかで，動的なDNAバーコードによる細胞系譜解析は，目の前の試料にあらかじめ仕掛けておかれたメモリーシステムからその過去のプロセス情報を遡って得ることができる好例である．

この視点に立ち，また発生生物学の興味に沿って考えてみると，娘細胞群の空間情報や1細胞トランスクリプトームが紐付けられたとしても最近の細胞系譜技術の考え方に大きく足りないものが2つある．一つは細胞系譜における末端部分（解析対象となる娘細胞群）以外における細胞のアノテーション（遺伝子発現情報など）を知ることができない．もう一つは，発生段階の途中でアポトーシスなどによって「消失」する細胞の系譜は捉えられないということである．これらの情報も観察する時点でDNAメモリーから遡って引き出せると理想的だ．しかしながら，遺伝子発現状態をDNAメモリーに記録していくようなシステムをつくれるだろうか？細胞が消失する際は，例えば隣の細胞のDNAメモリーにダイイングメッセージを残すような仕掛けをつくるようなことはできるだろうか？

◆

DNAの合成スピードは指数関数的に上がっており，人工染色体技術も徐々に確立しつつある．細胞内に情報ストレージとしてのDNAを仕掛けることによって可能になる新しい生物学は今後ますます広がるだろう．またこの数年，DNAは情報科学においてもコンパクトに大容量の情報を記録できる新たなメディアとして注目を集めており，2017年には1 gあたり約200 PB（1 PBは10^9 MB）の情報集積度を達成できることも示された[13]．このことは生物学の外においてもDNA合成技術やゲノム編集技術開発を駆動するモチベーションとなっており，人工DNAを軸とした生物学と情報科学の歯車が噛み合いはじめた（今後も噛み合っていくかはわからないが）．本連載で紹介していくバイオテクノロジーをより勇敢な視点で捉えられるように，次回は生物学真正面の課題から外れてこのDNA情報ストレージ技術を最新の研究とともに紹介する．

文献

1) Evrony GD, et al：Neuron, 151：483-496, 2015
2) Behjati S, et al：Nature, 513：422-425, 2014
3) McKenna A, et al：Science, 353: aaf7907, 2016
4) Perli SD, et al：Science, 353：aag0511, 2016
5) Kalhor R, et al：Nat Methods, 14：195-200, 2017
6) Kalhor R, et al：Science, 361：aat9804, 2018
7) Lu R, et al：Nat Biotechnol, 29：928-934, 2011
8) Livet J, et al：Nature, 450：56-62, 2007
9) Pei W, et al：Nature, 548：456-460, 2017
10) Frieda KL, et al：Nature, 541：107-111, 2017
11) Raj B, et al：Nat, Biotechnol, 36：442-450, 2018
12) Wang X, et al：Science, 361：aat5691, 2018
13) Erlich Y & Zielinski D：Science, 355：950-954, 2017

著者プロフィール

増山七海（Nanami Masuyama）

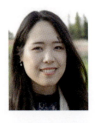

東京大学先端科学技術研究センター谷内江研究室交流研究生．慶應義塾大学大学院政策・メディア研究科修士課程1年．学部1年生より研究活動をはじめ，現在は細胞系譜追跡のためのゲノム編集技術を開発しており，哺乳動物の全細胞系譜を明らかにすることを目標としている．
谷内江研究室ウェブサイト：http://yachie-lab.org/

印象力でチャンスを掴む！
研究アイデアのビジュアル表現術

執筆・イラスト　大塩 立華（おおしお りつ）

サイエンスコミュニケーター／デザイナー．電気通信大学 男女共同参画・ダイバーシティ戦略室 特任准教授．ソラノマドプロジェクト株式会社 代表取締役．博士（医学）．東京薬科大学生命科学部 卒業．名古屋大学大学院医学系研究科 修了．幼少よりアトリエ空の窓にて色彩・空間構成を学ぶ．美術のバックグラウンドと研究キャリアを活かしたアウトリーチデザインを目指し，2010年ソラノマドプロジェクト株式会社設立．科学と芸術の融合をモットーに，研究者のためのデザインワークショップの講師等を行う．2011～'15年まで，自然科学研究機構生理学研究所 特任助教として文部科学省 脳科学研究戦略推進プログラムにて広報・アウトリーチ等を担当．

第4回　イラストを描く，イラストを探す

　こんにちは，研究費申請のシーズンも一段落したところでしょうか．第4回目の今回はイラストを描いてみようと思います．この連載の第1回目では，研究におけるビジュアル表現には大きく分けて2つあり，1つはレイアウトが必要なもの，もう1つはイラストが課題になるものがあることを述べました．第2回，3回ではレイアウトが必要なものについて研究申請書を念頭にしながらお話ししてきましたので，今回はイラストが課題となるものについて整理します．

　イラストが課題になるものには，

❶ 実験環境などを表現する絵…基本的な説明・伝達のための絵
❷ 研究のメッセージを伝える絵…研究の意義や成果をアピール・発信するための絵．プロポーザル，アウトリーチ，プレスリリースなど．

があります．❶，❷ の場合も，簡単なものは丸（○）や四角（□）などの基本図形をもとにして描いていく方法に慣れておくと便利です．

基本的なイラストの描き方

　ここでは，ユーザーの多いPowerPointで描くことを前提に，だれでも簡単に歪みなくイラストを描くコツをご紹介します．

　ポイントは以下4つです．

- 基本図形をうまくつかう
- 「頂点の編集」の活用

- 「図形の結合」の活用
- 複製→「左右（上下）反転」の活用

◉ 基本図形をうまくつかう

多くのものが基本図形を組合わせることで描くことができます．なかでも丸や角丸四角は便利なオブジェクトです．

◉「頂点の編集」の活用

「頂点の編集」を活用しましょう．Adobe Illustratorでは常に「頂点の編集」ができる状態にありますが，PowerPointでは，オブジェクトを右クリックして「頂点の編集」を選ぶと出てきます．オブジェクトを構成している頂点が表示され，さらにその頂点を動かしたり，削除したりすることで，オブジェクトの形を微調整できます．

◉「図形の結合」の活用

PowerPoint 2016にある「図形の結合」という機能は，図形を作成するのにとても便利です．

PowerPoint 2013より前のPowerPointでは「グループ化」のなかに同等の機能があります．そこでは「接合」は「和集合」，「重なり抽出」は「交差」と表現されています．

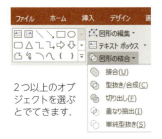

2つ以上のオブジェクトを選ぶとでてきます．

◉ 複製 →「左右（上下）反転」の活用

左右（上下）対称のオブジェクトを描くときは，片半分を描き，それをコピー＆ペースト（複製）し，「左右（上下）反転」して，2つを合体させるときれいにできます．

▶ PowerPointのデフォルトを変える

図形を描くとき，これまでの連載でグラデーションや立体効果は不必要には使わないことをおすすめしてきました．一方，バージョンによりますがPowerPointのオブジェクトはデフォルトで色やグラデーション，陰がついていることがあります．毎回，図形の設定を直すのは時間がもったいない気もします．ですので，基本的には影も色もつけないのであれば，まずは影のない，線だけ，塗りもない，という一番シンプルな図形をデフォルトにすると便利です．デフォルト設定は，以下です．シンプルな図形をつくる→右クリック→「既定の図形に設定」です．

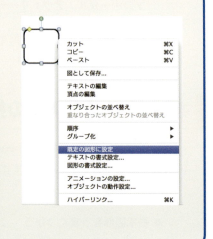

ではPowerPointの便利な機能をつかって具体例としてフラスコとマウス，人の描き方をご紹介します．

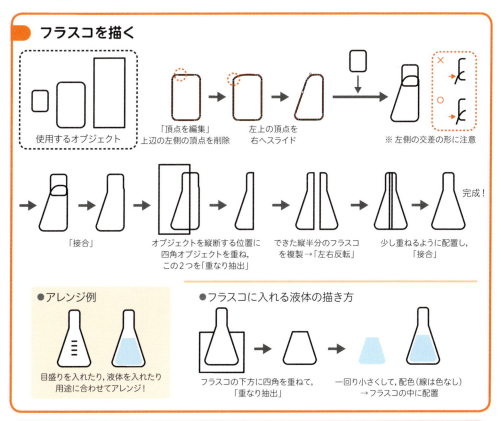

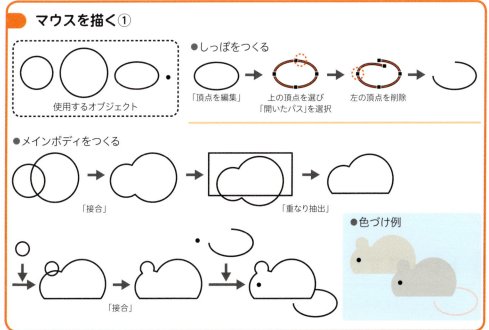

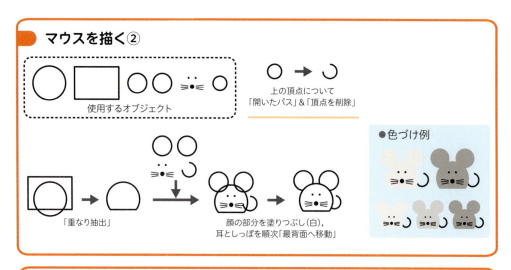

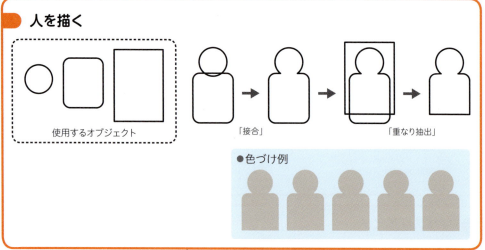

このように丸や四角，角丸などを組合わせることでさまざまな絵が描けます．フリーフォームを使い慣れている人はフリーフォームで描いてしまうのが楽かもしれません．が，フリーフォームは，自由度が高い一方で慣れないとゆがみが生まれやすいので，比較的中上級者向きかもしれません．「接合」，「重なり抽出」，「左右（上下）反転」などを活用すれば，ゆがみの少ないイラストができます．

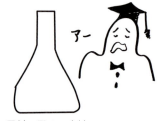

フリーフォームはゆがみが出やすい…

トレースする

もっと，リアルなイラストを描きたい，という場合もあるかもしれません．その場合はAdobe Illustratorの利用をお勧めしますが，パワーポイントでもできたら嬉しいですよね．

トレースは地道な作業が必要です．スライド上に写真を置き，描きたいものの輪郭をフリーフォームでなぞっていきます．この時点であまり完成度を求めず一通りなぞったら，線だけが見えるようにします（下図，赤いライン）．なぞっただけの線は滑らかでないのでここからは線を滑らかにする作業に入ります．「頂点を編集」でなおしたい線のうえの頂点（下図，赤矢印）をクリックするとハンドルとよばれる線が出てきます．そこをドラックして動かすと曲線の形が変わります．これを地道にくり返していくと，滑らかな線が描けます．

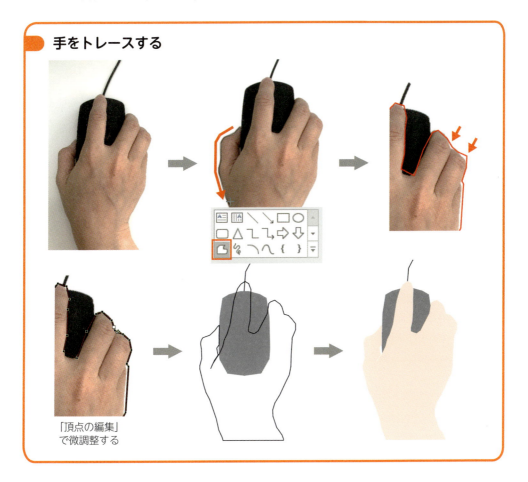

手をトレースする

「頂点の編集」で微調整する

イラストを集める

　イラストを描くのが好きな方もいらっしゃると思いますが，時間をかけられないことも多いと思います．また研究のメッセージを伝える絵を描くとき等，メッセージ性やストーリー性のあるつくり込んだ絵を描く必要があるときもありますよね．そんな場合は，イラスト素材を利用するのも便利です．今は「イラスト フリー 素材」などで検索するとさまざまなイラストが出てきます．実験素材やヒト，背景，動物などだけでなく，シチュエーションを表現したさまざまなイラストがあります．

その際，一番気をつけたいことはテイストの統一です．夢中になってフリーの素材を探すあまり，いろいろなサイト，バラバラの作者によるイラストを寄せ集めて，統一感のない資料となってしまうのを見かけることもあります．できるだけ同じ作者のイラストで統一する（テイストを統一）ようにしましょう．また，有名なイラストを使うあまり，似たような絵をどこかで見かけたような印象を与えてしまう場合もあります．オリジナリティをPRしたい場合は，あまり流通していないイラストや，可能ならイラストレーターさんにオーダーしてつくってもらうのもよいと思います．

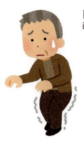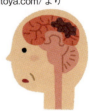

「いらすとや」https://www.irasutoya.com/ より

　なお，イラストやデザインは著作権譲渡の契約をしていない限り，著作権は原則として作者＝イラストを描いた人，デザインをした人，に帰属していますので，使用範囲やイラストを改変する場合には事前に確認しましょう．

■ ベクター素材，ラスター素材

　Adobe Illustratorで絵を描ける環境がある方で，フリー素材をさらに編集したいときは，ラスター素材（JPEG，PNGなどの画像データになっていて編集がしにくいもの）よりもベクター素材と言われるデータをダウンロードすると便利です．ベクター素材はaiやepsなどの拡張子でAdobe Illustratorで編集できます．ベクターデータは点の座標とそれを結ぶ線（ベクトル）の情報で絵を表現しています．サイズを大きくしたり小さくすることで画質が損なわれることもないので，Illustratorを使えるようになると，可能性が一気にひろがります．応用編かもしれませんが，頭の片隅にでも入れておいていただけましたらと思います．

　今回はイラストを描いてみることを中心にお話ししました．イラストは描けたら嬉しいですよね，でも無理せず素材を活用して，研究時間を確保することも大事な選択です．学生時代など比較的時間があるうちに日頃から描きなれる練習をしておくと，将来楽かもしれません．常に「これを描く場合はどんな丸と四角で行けるだろう…」と頭のなかでシミュレーションすると作業が早くなります．ぜひ試してみてください．次回もお楽しみに！■

Conference & Workshop No.2 参加しました

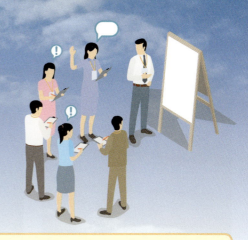

Campus & Conference 探訪記よりコーナーリニューアル！
国内外の注目の，学会やワークショップについて，その参加記，奮闘記を多彩な立場からレポートしていただきます．

細胞レベルで老い払え！
International cell senescence association conference 2018

■ 松平竜之（大阪大学微生物病研究所）

はじめに

　個体でも組織でもなく，細胞の老化．近年，加齢に伴い細胞自身が機能低下する現象「細胞老化」が注目を浴びている．その国際学会であるInternational cell senescence association conference 2018（以下，ICSA 2018）が，7月8日〜11日の4日間にわたってカナダのモントリオール大学（**写真1**）で開催された．
　カナダ東部のセントローレンス川沿いの川中島に発展したモントリオールは，カナダ第二の都市であり，1967年に万博博覧会，'76年に夏季オリンピックが開かれている．また世界で2番目に大きなフランス語圏の都市であることから，「北米のパリ」ともよばれ，北米とフランス文化がうまく調和した美しい街並みを築いている（**写真2A，B**）．

細胞は老化する？

　「培養細胞には分裂回数の限界がある」という現象は古くから報告されていたが，その現象が市民権を得たのは1961年にHayflickらによって細胞老化と名付けられてからだろう[1]．当初，細胞老化はこの継代培養のくり返しによる細胞分裂停止のことを指しており，テロメアDNAの短小化との関連研究がさかんに行われてきた．しかしその後の解析から，テロメアDNA短縮による分裂限界をまだ迎えていない細胞においても，DNAの損傷や細胞内における活性化酸素の蓄積，Rasなどのがん遺伝子の発現などによって細胞増殖が停止することがわかり，現在では，細胞老化は「さまざまな外的ストレスの結果として恒常的にDNA損傷応答が働くことで，細胞の増殖が不可逆的に停止する現象」であると捉えられている[2]．

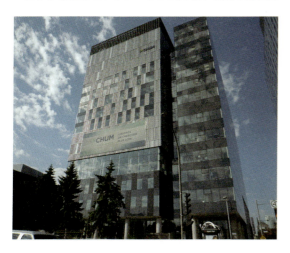

写真1 ICSA2018の会場，Centre Hospitalier de l'Université de Montréal (CHUM)

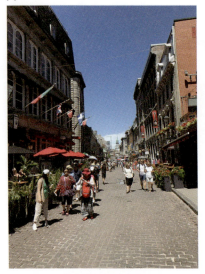
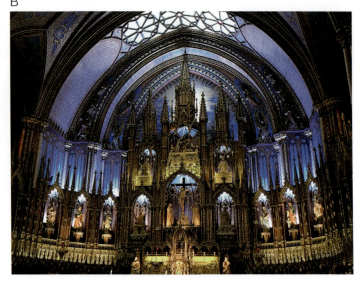

写真2　モントリオールの街並みと文化
A) セントローレンス川のそばのサン・ポール通り．B) ノートルダム大聖堂．青と金の装飾が美しい．C) モントリオール名物のスモークミート．

細胞老化は可逆的？

　学会1日目は夕方からのスタートで，今回の主催者であるモントリオール大学のFerbeyre博士とICSAの代表のSerrano博士の挨拶の後，今回のkeynote speakerの一人であるSchmitt博士の発表がはじまった．そしてその発表内容は非常に興味深いものだった．論文未発表のデータが大半なので詳細には書けないが，細胞老化は「可逆的である」ことを示唆するようなデータが次々と提示された．もちろん，さまざまな細胞老化刺激や細胞種で追試されるべきだが，開始早々，細胞老化の定義（不可逆的な細胞増殖の停止であること）について今一度考え直すことになった．会場の興奮冷めやらぬまま次のセッションに突入し，細胞老化の分子レベルのメカニズムについての発表が行われ，1日目の発表が終了した．その後にはウェルカムディナーが開かれ，モントリオール名物であるスモークミート（**写真2C**）がふるまわれた．参加者の多くは旧友との再会を愉しみつつ，グラスを片手に熱いディスカッションを繰り広げていた．長いフライトの疲れを忘れさせるような盛況ぶりで，細胞老化研究者の確かな熱を感じた初日であった（**写真3**）．

老化細胞は生体内の「がん」？

　もともと細胞老化の主な役割は，DNA損傷や過増殖のストレスに反応し，細胞周期を停止させることによって発がんを防ぐ，がんの抑制機構であると考えられてきた．しかし近年，炎症性サイトカインや増殖因子，細胞外マトリクス分解酵素などを分泌するという老化細胞の副次的な働きが明らかになり，その役割は複雑な様相を呈している．実際のところ，老化細胞の機能については2つのタイムフェイズに分けて考えるべきだろう．生体内の老化細胞は，一過的にはがん化の抑制や創傷治癒の促進などの有益な作用をもつ一方で，長期的には慢性炎症を惹起することによる発がんの促

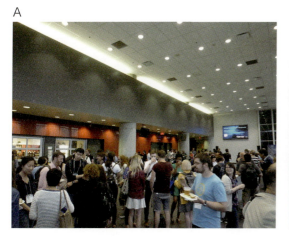 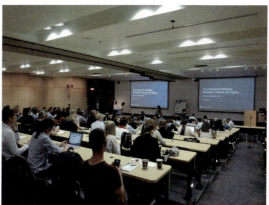

写真3　カンファレンス会場の様子
A) ウェルカムディナーの様子．B) Sharpless博士によるkeynote lectureの様子．

進や，種々の加齢性疾患の発症を促すことなどの有害な作用をもつことが報告されている[3)4)]．学会2日目以降は老化細胞の負の側面についての議論がメインに取り扱われた．脳，網膜，肺，肝臓，脾臓，腎臓，腸，筋肉，骨組織，脂肪組織などにおいて，加齢や疾患の発症などに伴い老化細胞が蓄積することや，老化細胞を除去することによって，それら組織の機能が部分的に回復することが報告された．老化細胞を除去する方法としては現状2つの方法がある．一つはp16などの細胞老化のマーカー遺伝子を高発現する細胞を薬剤依存的に取り除く（細胞死を引き起こす）ように遺伝子改変したマウスを作製し，マウス体内で老化細胞だけを特異的に除去する方法である（van Deursen博士が開発したINK-ATTACマウス[5)]，Campisi博士らが開発したp16-3MRマウス[6)]など）．もう一つは，老化細胞を選択的に除去するような試薬を用いる方法である．本学会のなかでもとりわけHot topicだったのが，この後者，Senolytic drug（老化細胞除去薬）についての報告である．

Senolytic drugはエリクサーとなるか？

Senolyticとはsenescence「老化」という言葉と，lytic「溶解する，除去する」という言葉を組合わせて造られた単語であり，2015年にKirkland博士らによって最初のSenolytic drugが報告された[7)]．その背景と

なっているのは，2011年にMayo clinicのvan Deursen博士らによって報告された論文である[5)]．早老症モデルマウスに蓄積した老化細胞の除去によって，加齢に伴う機能低下の抑制や健康寿命の延伸が認められ，「細胞の老化は個体老化の一因である」という学説が提唱された．また同時に，「老化細胞を除去する薬剤があればその投与によって個体寿命が延長するのではないか」という仮説が立てられ，Kirkland博士らが実際にSenolytic drugを発見し仮説を証明した[7)]．それからの研究の進展は激流のごとく，わずか数年の間に10種類以上のSenolytic drugが報告されている[8)]．本学会の最終日である4日目は特にSenolytic drugに焦点が当てられ，*in vitro*だけでなく*in vivo*においてもSenolytic drugが加齢に伴う組織の機能低下に対抗する有効な選択肢であることが続々と報告された．この日の夕方，セントローレンス川を越えたところにあるノートルダム島でフェアウェルディナーが開かれたのだが，その締めくくりに，Senolytic drugのベンチャー企業であるSenolytic Therapeutics社（米国）からのプレゼンテーションがあり，現在臨床試験に進みつつある薬剤の紹介やその開発プラットフォームの説明があった（写真4）．最初から老化防止薬として市場に卸すにはいまだ時期尚早なので，まずは，加齢に伴う疾患に対してSenolytic drugの有効性を確かめるところからはじめている，とのことだった．

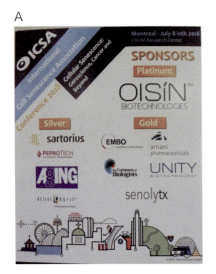 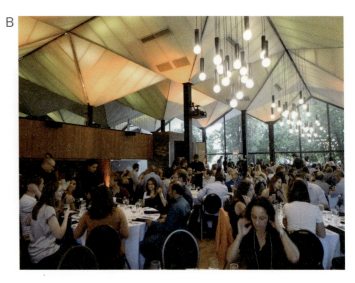

写真4　Senolytic drug開発競争の幕開け
A) ICSA2018のスポンサーの写真．ベンチャー企業が多い．B) フェアウェルディナーの様子．

時は来たり？

　細胞老化は，「個体老化の原因なのではないか」，「がんの抑制機構として機能しているのではないか」という仮説（期待）のもとに半世紀以上研究されてきた．しかし，培養細胞を用いた研究からスタートしたため，*in vitro*のアーティファクトではないかという否定的な意見が多く，あまり脚光を浴びてこなかった分野である．しかし，細胞老化研究者たちの長年の苦労が実り，ようやくその仮説が正しいことが明らかになりつつある．そして今，仮説から実体へと移行する大きな変革の時期を迎えている．細胞老化研究に着手する研究者が増加しているだけでなく，多くのベンチャー企業が立ち上がり，大手の製薬企業も注目し始めている非常に熱気のある研究分野である．

おわりに

　2015年に最初のICSA conferenceがスペインで開催され，今回が4回目になるが，わずか4年の間に細胞老化の研究は飛躍的なスピードで進んでいる．これまで日本からは数人の研究者がinvited speakerとしてよばれ，細胞老化研究を牽引しているものの，ICSA2018に参加した日本人は非常に少なく，現時点では研究者人口そのものが少ないことが問題だろう．ICSA conferenceは'19年にギリシャのアテネで開かれた後，'20年には大阪で開催される予定になっている．これは，日本の細胞老化研究をアピールする絶好の機会だ．新規に参入する研究者の増加はもちろんのこと，日本の研究者らによって世界を「あっ！」と驚かせるような研究が報告されることを願ってやまない．

文献

1) Hayflick L, et al：Exp Cell Res, 25：585-621, 1961
2) Watanabe S, et al：Cancer Sci, 108：563-569, 2017
3) He S & Sharpless NE：Cell, 169：1000-1011, 2017
4) McHugh D & Gil J：J Cell Biol, 217：65-77, 2018
5) Baker DJ, et al：Nature, 479：232-236, 2011
6) Demaria M, et al：Dev Cell, 31：722-733, 2014
7) Zhu Y, et al：Aging Cell, 14：644-658, 2015
8) Kirkland JL, et al：J Am Geriatr Soc, 65：2297-2301, 2017

Profile

松平竜之 (Tatsuyuki Matsudaira)

石川県出身．2012年 東京大学薬学部卒業，'17年 同大学大学院博士後期過程修了（新井洋由教授・薬科学博士）．京都大学iPS細胞研究所・特定研究員を経て，現在は大阪大学微生物病研究所の原研究室に特任研究員として所属．細胞，組織，個体の老化を横断的に解析している．SFを現実のものにすべく，研究を続けている．

Opinion 研究の現場から

第102回
innovativeになる・innovationを起こす

本コーナーでは、研究生活と社会に関する意見や問題提起を、現在の研究現場からの生の声としてお届けします。過去掲載分は右のQRコードからウェブでご覧いただけます→

"異なる国籍、異なる研究背景をもつ研究者と新たな研究テーマを立案する"昨年、AMEDとNew York Academy of Science (NYAS) が共催したInterstellar Initiativeへ参加する機会を得た。ニューヨーク・ロウワーマンハッタン、NYAS本部が入る貿易センタービルでチームの面々とはじめて会い、正味3日間で研究計画の立案をし、最終日に内容の新規性や将来性をコンペ形式でプレゼンテーションを行うというハードな内容であった(どのチームもホテルに戻ってから深夜までディスカッションを続けていた)。当チームは苦労の甲斐がありOutstanding Team Presentation Awardを受賞することができた。英語でコミュニケーションを図り、日本人研究者がリーダーシップを執ることがこのイベントの目玉でもあったが、帰国後仕事をしているなかで気がつくことが多々あった。医学系研究領域に身を置いていると、ライセンスのヒエラルキーに縛られている学生や研究者を目にすることが多い。興味深いことに、意味もなくドメスティックなマウンティングをくり返す"井の中の蛙"は、海外の研究者からは"Too confidence！"(自信満々だね)と笑われ、国内の研究者からは"何を言っているのかわからない"と言われている。

Memorial Sloan Kettering Cancer Center留学当初の私は"日本人研究者"としか認識されていなかった。その後、研究手技をシェアすることやディスカッションを重ねて"腫瘍免疫が専門らしい"や"制御性T細胞を用いた実験に詳しい研究者らしい"へと変化した。研究者にとってコミュニケーションとしての言語は言葉だけではなく、自身の研究領域への造詣の深さや相手の研究を理解しようとする気持ちが多分に含まれているということに気がついた瞬間であった。世界中から集まる研究者達は、国内では非常に重要視される最終学歴といった瑣末な背景には全く目もくれないといった風であったが反対に、"あなたは一体何ができるの？"と常に問われているようなプレッシャーを感じて毎日を過ごしていた。

世界の創造主でもなければ自分が専門としている研究領域以外については"ど素人"である。こんなシンプルなことに気がつくと逆に世界が広がるというおもしろい現象が起きはじめる。留学から帰国したタイミングやこのイベントの後に、さまざまな領域の研究者との共同研究がスタートしたことと無関係ではないと感じている。今回の原稿は、国際的な場で活躍する人材とは？をテーマにいただいた。国際人材＝グローバルな活躍が期待できると私は定義している。そのなかには、ツールとしての語学力・海外経験(あれば)・コミュニケーション能力が内包されているが、それらをさらに大きく包む要素が専門性だと確信している。研究にボーダーがないように、研究を行う"場"も"相手"にもボーダーはない。国内で積極的に共同研究を行える人材は、どこでも誰とでも研究を行うことができる。そもそもinnovationには刷新や創造という意味も含まれる。現行のシステムを刷新・創造できるinnovativeな人材・異分野との共同研究を進めることができる人材とは相互理解を深度を持って行う能力を有している研究者ではないだろうか。現在求められているこういった人材には、決して"自信過剰な井の中の蛙"ではなり得ないと確信している。私はというと、真摯であれ！謙虚であれ！とカエルを反面教師に研究を続ける日々である。

前田優香
(国立研究開発法人
国立がん研究センター研究所
腫瘍免疫研究分野)

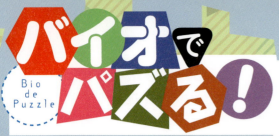

第17問 あるなしパズル

Profile 山田力志（アソビディア）

2006年、京都大学大学院理学研究科修了（博士）、'09年、名古屋大学大学院理学研究科助教、'12年、同特任助教、'14年に研究の道を離れ、パズル・トリックアートを中心にしたデザイン集団"ASOBIDEA（アソビディア）"を設立、「面白いをカタチに．」を合言葉に、イベントの実施や広告の制作などを行っている。三重県在住。
ウェブサイト：lixy.jp（個人）, asobidea.co.jp（アソビディア）

問題にチャレンジ！

英単語があるルールに従って「ある」「なし」2つのグループにわかれています．「ある」のグループに入るのは、①〜④のうちどれでしょう？ 記号で答えてください．

ある	なし
Surname	Forename
Alternative	Optional
Tornado	Typhoon
Tournament	Competition

① Book　② Magazine　③ Journal　④ Newspaper

➡

しばらく本格的なパズルが続いたので、今月のチャレンジ問題は、少し気分転換、あるなしパズルです．「ある」グループと「なし」グループの違いを見つけてみてください．

前回のこたえ

先月のチャレンジ問題「バラバラの腸」の答えはこちら．この手のピースをはめ込んでいくパズルは、解答に至るためには、試行錯誤しながらピースをはめていってもらうしかありません．出題の際にも書きましたが、これくらいのピース数になるとパズルに慣れている人でも"目で解く"のはきつくなりますので、ピースをつくって挑戦することをお勧めします．ピースをつくると案外簡単に解けたのではないでしょうか？ 解答を見て、実際の腸の構造と違う！ という指摘もある

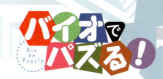

かとも思いますが、あくまで「腸が胃から肛門までつながっている」というコンセプトを使ったパズルということでご容赦ください．余談ですが、この問題を出すとき「気持ち悪いって思われないですかね？」と少し心配で編集者の方に確認したのですが、「大丈夫だと思います」と即答いただきました．コアな内容で、本誌にしか提供できないパズルだと思いますので、お楽しみいただけたなら幸いです．

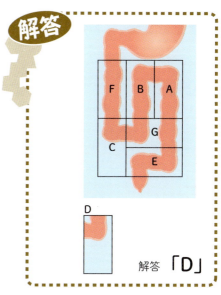

解答「D」

僕自身はホヤの初期発生の研究者でしたので、先月号の特集テーマである「腸」については、研究者時代は特に注目することなく過ごしていました．唯一の接点と言えば、2011年に Nature 誌に掲載された、次世代シークエンサーによる腸内細菌叢の大規模解析の論文を、当時の所属研究室内の Journal Club で紹介したのを覚えています．その後、腸内細菌叢の研究は飛躍的に発展し、遺伝要因や環境要因との関係、肥満や美容との関係など、さまざまな角度から研究が進められているようです．個人的には、先日、プロテオミクス解析で協力した研究が論文発表されたのですが、その内容が、腸に関係していて、偶然の一致をひそかに楽しんだ次第．ホヤやその他脊索動物の腸管の構造を詳しく調べ、それらを哺乳類と比較することで、哺乳類にみられる腸内細菌との共生関係の特殊性を明らかにしたということで、哺乳類の進化を腸と細菌の関係から探る、ユニークな研究です．

では、また来月．次回は、本格パズルをお楽しみください．

パズルに解答してプレゼントをもらおう

◆ **正解者プレゼント**
正解された方の中から抽選で、単行本『**実験で使うとこだけ生物統計2 キホンのホン 改訂版**』と小社オリジナルマスコット **ひつじ社員（仮）** をセットで**1名様**にお送りします．

◆ **応募方法**
下記のいずれかの方法でご応募ください．ご応募期限は次号の発行までとなります．

① **実験医学 online からご応募**
小誌ウェブサイト 実験医学online（www.yodosha.co.jp/jikkenigaku/）にある「**バイオでパズる**」のページからご回答いただけます．
※ご応募には羊土社会員への登録が必要となります．

② **Twitter** または **Facebook からご応募**
Twitter は「@Yodosha_EM」、Facebook は「@jikkenigaku」よりご応募いただけます．
詳しくは、いずれかの実験医学アカウントをご覧ください．

※プレゼント当選者の発表はプレゼントの発送をもって代えさせていただきます．

実験医学 編集日誌

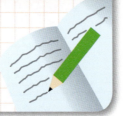

「実験医学」を編集していると，科学のことや本のことなど興味深い話題に数多く接します．本コーナーでは，編集部員が日々の活動の中で感じたこと，面白かったことをご紹介いたします．ぜひお付き合いいただけましたら幸いです．

編集部より

📓 本号で早くも2018年最終号を迎えました．時間が経つのが早い，とは何だか歳をとったようで使いたくないフレーズですが，私事ながら40歳を目前にして，ジャネーの法則通りに本当にそのように感じています．私としては，1号1号誌面構成，内容やデザインを熟慮しながら魂を込めて編集していくうちにあっという間に年末が近づいていたという感じで，足元に集中して階段を上がっているうちに，いつの間にか目的の階に到達してしまっていた感覚に近いでしょうか（毎日オフィスがある8階まで階段を使う私だけの感覚かもしれませんが）．一方，特集や連載の企画を立てる時は，半年や一年後のことを考えているので，時々いまがいつなのかわからなくなる時があります．そのような感じで本号を迎え，いま編集日誌を綴っています．

さて，記事でもご紹介しましたように（3256頁），本年は本庶佑先生がノーベル賞を受賞しました．生命科学と基礎医学の分野に身を置く立場としては大変嬉しい出来事でした．同時に，日本の研究力の低下が指摘される中において，長期的にきちんと基礎研究を育んでいかなければという声も聞こえてきます．本誌としては，今後も継続して日本から世界的な業績が生み出されることを願って，またそのような環境づくりに誌面を通して貢献できるよう，編集制作にあたっていきたいと思っています．引き続きのご愛読を何卒よろしくお願いいたします．（蜂）

📓 遅まきながら，国立科学博物館特別展『昆虫』と東京大学総合研究博物館 特別展示『珠玉の昆虫標本』を1日でハシゴしてきました．科博は開場前に到着したにも関わらず入場制限の盛況ぶり．いち虫好きとしては，マニアックな趣味を公言して共感を得られるよい時代になったものだと感じます（カマキリ先生ありがとう！）．

どちらの展示も素晴らしい内容でしたが，行列しながら凝ったディスプレイを眺めていく前者より，ルーペを借り1部屋分の標本を見つめるだけの後者の方が，個人的には印象に残りました．「なぜだろう？」と，ふと自分の「虫好き」な気持ちと客観的に向き合ってみたところ，①どうやら私は虫の生態よりも形態への興味が勝り，②試みに不慣れなスケッチに取り組んでみたところ楽しくて時間を忘れてしまうほど，だとわかりました．人生35年目の新発見です．

「自分の客観視」で思い出すのは，9月末の癌学会学術総会での若手企画です．紙幅の都合で詳細は省きますが，協働研究の重要性が高まる昨今，自分のexpertiseを客観的にアピールすることが有効だというメッセージがありました．この「expertiseの客観視」は，ラボを移るなどのきっかけがないと意外に難しいのだとか．時には「自分研究」してみることが，大発見への一歩なのかもしれません．（間）

📓 2018年も年の瀬が迫り，忘年会など宴会の多いシーズンとなりました．私もつい先日，卒業以来約4年ぶりに出身研究室との同窓会に行ってきました．

まずは久しぶりに会った同期たちがさまざまな業種・職種で活躍している近況で盛り上がりましたが，話題は，仕事の影響でついつい日常生活でもやってしまう癖，いわゆる"職業病"に．例えば，食品メーカーの開発で働く同期は，つい食品成分表を細部まで確認してしまい買い物が長くなってしまったり，食品の香りを所構わず匂ってしまい恥ずかしい思いをしたりということがあるようです．

私自身はというと，ネット記事などを読むときにも，さらっと内容を読まずに，つい誤字はないか，表現は正しいか，接続詞は正しいかなど校正モードの読み方をしてしまい，はっと我に返っては，今は気にしなくていいのだと意識をそらすことがあります．また，テレビ番組の特集などを見ていても，この切り口を実験医学でやったらどうなるかなどと妄想が広がることもあります（そういったものはたいていうまくいきませんが…）．

同期たちは，飲み会では自虐的な笑い話のタネとして話していましたが，いきいきと話す様子を見ると，仕事が好きでプロ意識を持っているからこそ自然と出てしまう癖なのだと感じました．皆さんも職業ならではの癖，ありますか？（山）

本誌へのご意見をお寄せください

編集部では，読者の方からの「実験医学」へのご意見・ご感想をお待ちしております．件名を「編集部まで」として，em_reader@yodosha.co.jp宛にEメールにてお送りください．いただきましたご意見・ご感想は今後の誌面の参考とさせていただきます．

INFORMATION

~人材募集，大学院生募集・説明会，
　学会・シンポジウムや研究助成などのご案内~

INFORMATIONコーナーの最新情報は
ホームページでもご覧になれます　随時更新中！

新着情報・バックナンバーを下記URLで公開中

Click!　www.yodosha.co.jp/jikkenigaku/info/

●新着情報をお手元にお知らせ！　月4回配信の羊土社ニュースで　随時，新着情報をお知らせします

掲載ご希望の方は本コーナー3340ページをご覧下さい

INDEX

人材募集
- Heartseed 株式会社
  『研究職募集！』 ………………………………………………………… 3338
- ハーバード大学医学部 マサチューセッツ総合病院 Translational Research Program
  『ポスドク募集（若干名）』 ……………………………………………… 3338

大学院生募集・説明会

- 東京農工大学・早稲田大学　共同大学院　【共同先進健康科学専攻】
  『博士後期課程大学院生募集』 ………………………………………… 3339
- 関西医科大学大学院 医学研究科
  『平成31年度後期　大学院生（博士課程）募集』 …………………… 3339

学会・シンポジウム・研究助成
- 基礎生物学研究所ゲノムインフォマティクストレーニングコース（GITC）
  『RNA-seq 入門 − NGS の基礎から *de novo* 解析まで −』 ………… 3339

★本コーナーに情報をお寄せ下さい！お申込方法は本コーナー3340ページ参照★

募集

Heartseed株式会社
研究職募集！

URL：http://heartseed.jp/

再生医療製品の実用化を目指した大学発ベンチャー企業での研究（基礎と製品化）をリードして頂く人材の募集です．当社は1995年から心臓の再生医療の研究を行っており，研究成果を単なる研究成果としてだけではなく，企業化をして日本の医療産業の起爆剤になるようにと国からの支援も得た上で，2015年11月にバイオベンチャーとして設立いたしました．
【基本情報】ヒトiPS細胞を用いて心室筋を分化誘導し，超高純度に精製した心筋細胞を製造すると共に，これを球状の微小組織を作製し，心筋梗塞等の虚血性心疾患や拡張型心筋症の患者さんの心臓に直接に移植する治療法を開発．
【応募条件】今回，研究職として，アカデミアでの研究をサポートしつつ，企業の開発・製造業務への橋渡しができる方を募集いたします．　【歓迎（WANT）】・再生医療等の研究・支援等の経験をお持ちの方　・マネジメント経験をお持ちの方　・企業経験をお持ちの方　【必須（MUST）】・ポスドクの方で大学・研究機関等での生物系の等の研究，支援を行っていた方　・バイオベンチャー，再生医療の産業化・実用化に興味・関心のある方　・他のメンバーとコミュニケーションを取りつつ，課題発見・提案のできる方
＊事業会社未経験の方も積極的にご相談下さいませ．　【募集人数/採用時期】1名/可能な限り速やかに
【勤務地】慶應大学医学部，総合医科学研究センター内（信濃町）　【労働条件】契約期間：期間の定め無　試用期間：あり（3ヶ月）　就業時間：9：00～18：00（休憩1時間）※フレックスタイム10：00～15：00　休日：土日祝，年末年始，リフレッシュ休暇　年収：※経験・スキルを考慮し，面接により決定致します．　社会保険：健康保険，厚生年金，労災保険，雇用保険
その他詳しい条件は面談でお伝えします．　【問合先】Heartseed（浅香）　03-6380-1068

募集

ハーバード大学医学部 マサチューセッツ総合病院 Translational Research Program
ポスドク募集（若干名）

URL：http://hasegawalab.sakura.ne.jp/hiring

【研究内容】ハーバード大学医学部 マサチューセッツ総合病院 長谷川研究室（PI：長谷川耕平，Kohei Hasegawa）では，大規模な前向きコホートを使って小児呼吸器・アレルギー疾患（例：小児喘息，細気管支炎，食物アレルギー）の様々な分子異常の疫学的病因を研究しています．中心プロジェクトとして約1700名の乳児を9年追跡することにより得た網羅的omics data（例：genome, methylome, microRNAome, transcriptome, metabolome, microbiome [metagenome, metatranscriptome]）および臨床データを解析することにより，病態生理モデルを解明します．当研究室はMGHに位置しながらハーバード大学関連のいくつかの施設（Harvard Medical School, Harvard School of Public Health）および全米の施設（NIH Human Microbiome Project CoreであるPetrosino Lab [Baylor College of Medicine] など）との共同研究を主導しています．ラボメンバーのCareer Developmentのサポートも充実しています．私の指導のもとで，グラント取得および多くの筆頭著者論文が出ています．これまでのポスドクの最高記録は3年間で17本の筆頭著者論文です．　【応募資格】Ph.DもしくはMD, Ph.D取得者．もしくはcomputational biology, bioinformatics, またはomics analysisの能力・経験に富むMD．大規模小児コホートにおける網羅的omicsデータを解析することにより，小児呼吸器・アレルギー疾患の一次予防に繋がるようなfoundamentalな研究を進めています．野心的な当研究室のプロジェクトを一緒に進めていくポスドクを探しています．　【待　遇】マサチューセッツ総合病院の規定に準拠します．
【着任時期】随時（実際の着任時期および期間は相談してください）　【提出書類】CVおよび志望動機（US letter size 1枚）を書いて，E-mailで送ってください．　【応募締切】定員に達し次第　【書類送付先】khasegawa@mgh.harvard.edu　【問合先】長谷川耕平，Associate Professor, Harvard Medical School; Director of Translational Research Program, Department of Emergency Medicine, MGH

INFORMATION

東京農工大学・早稲田大学　共同大学院　【共同先進健康科学専攻】
博士後期課程大学院生募集

■URL：http://www.tuat.ac.jp/~tw-kyodo/index.html

本専攻は，平成22年4月に開設した国立大学（東京農工大学）と私立大学（早稲田大学）の連携による国内初の共同専攻です．両大学の卓越した特意分野を中心として理学・工学・農学を融合し，獣医学・薬学・スポーツ科学・リスク管理・国際コミュニケーション等の幅広い分野を組み入れた高度な教育プログラムが特長です．生命科学，食科学，環境科学が有機的に融合した先端的健康科学の教育と研究を通して，健康増進・疾病予防・食品の機能と管理・先端医療技術・環境改善に関わる領域のリーダーを養成します．学術的専門性に加えて，「国際性」「国際レベルの社会性」「高い倫理観」を有する人材を育てます．分野融合性を重視し，学部や修士課程までの教育履歴や過去の職歴にとらわれず，社会人を含めて，意欲を持った学生を幅広く国内外から受け入れます．
★本専攻の学生は両大学の施設等を利用することが可能です．
★学費減免制度，TA・RA制度など，両大学にそれぞれ固有の各種経済的支援制度があります．
【出願期間】2019年1月15日（火）～1月17日（木）
【試験日程】2019年2月8日（金）
【試験科目】語学試験，口述試験
【問合先】東京農工大学　小金井地区学生支援室　入学試験係
〒184-8588　東京都小金井市中町2-24-16，TEL：042-388-7014，E-mail：tnyushi@cc.tuat.ac.jp
※早稲田大学の入試日程および問い合わせ先はHPをご覧ください．両大学を併願することはできません．

関西医科大学大学院 医学研究科
平成31年度後期　大学院生（博士課程）募集

■URL：http://www.kmu.ac.jp/admissions/index.html

当研究科では，多様なバックグラウンドを持つ研究志向の高い方の入学をサポートする以下のような体制が整っています．
◆授業料免除制度：基礎社会系専攻学生，社会人学生，がんプロフェッショナルコース生は授業料が免除されます．（※1）
◆社会人コース：各種医療機関，官公署・民間会社等に在職しながら学ぶことができます．
◆長期履修制度：社会人等，研究時間に制限のある方は5年間かけて学位を取得することができます．（※2）
枚方学舎には最新鋭の共同実験施設と実験動物飼育施設が設置され，また，その実力が高く評価されている附属病院とも直結していることから，臨床研究・トランスレーショナルリサーチが進めやすい環境です．
※1　収入の審査があります．　※2　授業料の合計は通常4年コースと同額です．
【募集定員】医科学専攻50名　　【出願資格審査受付期間】2018年11月28日（水）～12月12日（水）
【出願期間】2019年1月4日（金）～1月23日（水）
【試験日程】2019年2月2日（土）
【募集要項】上記URLから学生募集要項，出願書類をダウンロードしてご利用ください．希望者には入試相談も受付けていますので，お気軽にご連絡ください．
【問合先】〒573-1010　大阪府枚方市新町二丁目5番1号　関西医科大学　大学事務部医学部教務課大学院係
TEL：072-804-0101（代表）または072-804-2305，E-mail：gakumu@hirakata.kmu.ac.jp

基礎生物学研究所ゲノムインフォマティクストレーニングコース（GITC）
RNA-seq入門－NGSの基礎から*de novo*解析まで－

■URL：http://www.nibb.ac.jp/gitc/2019-1st/

【場　所】自然科学研究機構 基礎生物学研究所（愛知県岡崎市）
【オーガナイザー】重信秀治（基礎生物学研究所・特任准教授），内山郁夫（基礎生物学研究所・助教）
【講　師】佐藤昌直（北海道大学），山口勝司，西出浩世，中村貴宣，尾納隆大（以上，基礎生物学研究所）
【コース概要】生物情報学を専門としない生命科学研究者を対象に，次世代シーケンシング（NGS）技術を使ったトランスクリプトーム解析（RNA-seq）をどのように実験デザインし，どのように膨大な遺伝子発現データから生物学的な情報を抽出するのか，その基礎的技術と考え方を身に付けることを目的としたコースです．次世代シーケンスデータのフォーマットの理解などの基礎的事項から，ゲノム情報のない生物種でトランスクリプトーム解析を可能にする*de novo* RNA-seq解析などの発展的内容までカバーします．講義とコンピュータを用いた演習を組み合わせて行います．
【日程と実習内容】「準備編：UNIX・R・NGSの基本」2019年2月21日（木）～22日（金）
UNIX基礎，シェルスクリプト，R入門，NGS基本データフォーマット，NGS基本ツール，テキスト処理
「実践編：RNA-seq解析パイプライン」2019年3月14日（木）～15日（金）
NGS基本データフォーマット復習，NGS基本ツール，統計学入門，RNA-seq基礎，多変量解析，機能アノテーションとGO解析
【受講料】無料（懇親会費4,000円程度を別途集金予定）
【申込方法】コースホームページをご覧ください．申込締切：2019年1月6日（日）　　【募集人数】16名

月刊 実験医学 INFORMATION コーナーに あなたの情報をご掲載ください

「実験医学INFORMATION」では，人材募集，大学院生募集・説明会のご案内，学会やシンポジウム・研究助成などの研究に関わるご案内の掲載を随時募集しています．

読者の注目度や反響の大きい本コーナーを情報発信の場としてぜひご活用ください！

本コーナーに掲載をお申込いただくと，2つの異なる媒体に掲載されます

媒体1 『実験医学』本誌　毎月20日発行

媒体2 『実験医学ホームページ』に誌面掲載に先がけて，**全文掲載！**
★実験医学ホームページのみの掲載も承ります．お急ぎのご案内の際にご利用下さい！

さらに，次の2つの特典があります

特典1 メールマガジン「羊土社ニュース」(登録者数27,000人) の実験医学INFORMATION新着情報コーナーへ**タイトルを掲載！**

特典2 「羊土社ニュース」の **広告掲載料10％割引** ※35文字×7〜8行 ¥60,000→¥54,000(税別) に割引
誌面と合わせて「羊土社ニュース」に広告を掲載いただくと，効果も倍増！　料金もお得です．

お申込について

掲載申込みは**ホームページ**の**掲載申込フォーム**にて**24時間受付中！**
文字数・行数計算機能付き！　便利な下書テンプレートもダウンロードできます．

お申込はコチラから ➡ **www.yodosha.co.jp/jikkenigaku/info/**

■申込要項■

[掲載料金（税別）]

❶ 1ページ広告　　掲載料金：4色1ページ　150,000円，1色1ページ　90,000円

❷ 1/2ページ広告　掲載料金：1色1/2ページ　55,000円

※広告原稿をお持ちでない場合は，1色広告に限り弊社が用意するひな形を使った簡単な版下制作を承ります．
制作費［1色1P：10,000円，1色1/2P：6,000円］（制作期間を2週間程度いただきます）

❸ 1/3ページ広告　※掲載可能文字数は全角800字以内（本文 1行57字 × 最大14行 まで）

- 人材などの募集のご案内　　　　　　　　　　　　掲載料金：40,000円
- 大学院生募集・大学院説明会のご案内　　　　　　掲載料金：20,000円
- シンポジウムや学会，研究助成などのご案内　　　掲載料金：20,000円
- 共同機器利用・共同研究・技術講習会のご案内　　掲載料金：20,000円

㊳ **複数月連続** でお申し込みいただきますと，掲載料が割引となります．詳細は，下記担当者までお問い合わせください．

[申込締切] 毎月 **15日**（翌月20日発行号掲載）
※お申込いただける最も早い掲載号は上記お申込ページでご確認いただけます．

[問合せ先] 羊土社「実験医学」INFORMATION係
TEL：03-5282-1211, FAX：03-5282-1212, E-mail：eminfo@yodosha.co.jp

実験医学online 公開中コンテンツのご案内

特集概論を，ウェブでご覧いただけるようになりました！

2018年8月号より，特集概論をウェブで公開しています．
該当号の紹介ページから，誰でも，いつでもご覧いただけます！

YouTubeでスペシャルMVを聴こう

実験医学別冊「あなたのタンパク質精製、大丈夫ですか？」（2018年8月発行）の発行に合わせて，編者の胡桃坂仁志先生が新曲「大丈夫？ タンパク質」をリリース！

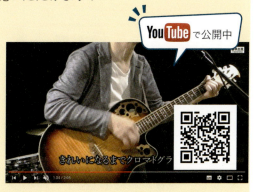

 www.yodosha.co.jp/jikkenigaku/ twitter.com/Yodosha_EM 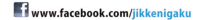 www.facebook.com/jikkenigaku

---

「実験医学12月号」広告 INDEX

〈ア行〉
- アジレント・テクノロジー㈱ .... 表 4
- ㈱医学書院 .... 後付 7
- 岩井化学薬品㈱ .... 後付 8
- エッペンドルフ㈱ .... 記事中 3272

〈カ行〉
- ㈱化学同人 .... 後付 5
- ㈱高研 .... 表 3

〈サ行〉
- サイヤジェン㈱ .... 前付 1

〈タ行〉
- ㈱ダイナコム .... 後付 3
- ㈱東京化学同人 .... 後付 2

〈ナ行〉
- ㈱ニッピ .... 後付 1
- ニュー・イングランド・バイオラボ・ジャパン㈱ .... 表 2

〈マ行〉
- ㈱メディカル・サイエンス・インターナショナル .... 後付 4

実験医学onlineの「本号詳細ページ（www.yodosha.co.jp/es/9784578125147/）」→「掲載広告・資料請求」タブより，掲載広告を閲覧および資料請求いただけます．

FAX 03(3230)2479　　**MAIL** adinfo@aeplan.co.jp　　**WEB** http://www.aeplan.co.jp/

広告取扱　エー・イー企画

実験医学 バックナンバーのご案内

月刊ラインナップ

●毎月1日発行　●B5判　●定価（本体2,000円+税）

最先端トピックを取り上げ，第一線の研究者たちが，それぞれの視点から研究を紹介！

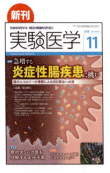
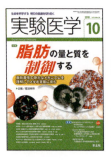
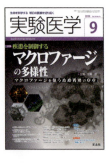
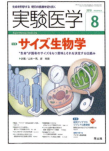
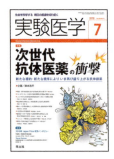
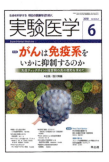
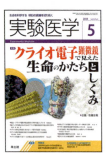
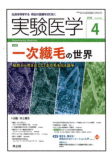
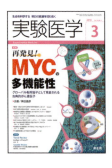
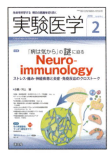
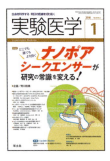
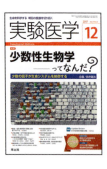
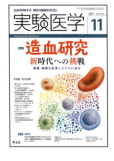
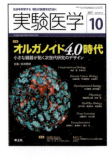
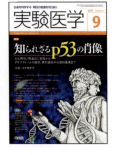
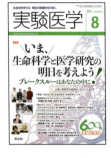
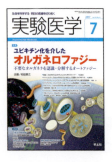
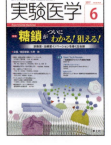
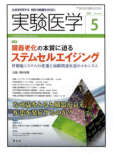
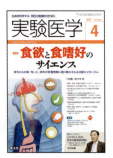

増刊号ラインナップ

●年8冊発行　●B5判　●定価（本体5,400円＋税）

各研究分野のいまを完全網羅した約30本の最新レビュー集！

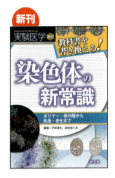 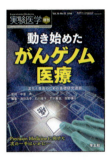 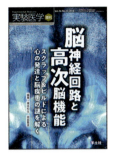 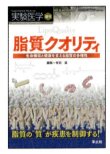 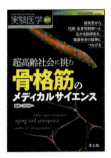

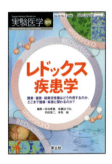 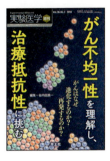 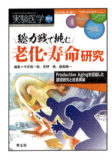 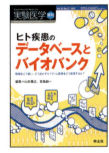 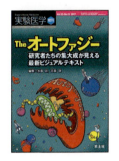

便利な定期購読をぜひご活用ください！

定期購読の4つのメリット

1 注目の研究分野を幅広く網羅！
年間を通じて多彩なトピックを厳選してご紹介します

2 お買い忘れの心配がありません！
最新刊を発行次第いち早くお手元にお届けします

3 送料がかかりません！
国内送料は弊社が負担いたします

4 WEB版でいつでもお手元に
WEB版の購読プランでは，ブラウザからいつでも実験医学をご覧頂けます！

年間定期購読料

冊子のみ	通常号のみ	本体 24,000円＋税
	通常号＋増刊号	本体 67,200円＋税
冊子＋WEB版（通常号のみ）	通常号	本体 28,800円＋税
	通常号＋増刊号	本体 72,000円＋税

※WEB版の閲覧期間は，冊子発行から2年間となります
※「実験医学 定期購読WEB版」は個人向けのサービスです．図書館からの申込は対象外となります

お申し込みは最寄りの書店，または弊社営業部まで

羊土社　http://www.yodosha.co.jp/
〒101-0052　東京都千代田区神田小川町2-5-1
TEL：03(5282)1211　FAX：03(5282)1212
E-mail：eigyo@yodosha.co.jp

次号・1月号（Vol.37 No.1）予告
2019年1月1日発行

特集／核酸医薬のいま
〜次なる創薬モダリティの本命（仮題）

企画／井上貴雄

- ■概論－核酸医薬－オリゴ核酸による多彩な生体制御
  井上貴雄
- ■アンチセンス医薬の開発動向　小比賀 聡
- ■siRNA医薬の開発動向　山田陽史
- ■アプタマー医薬の開発動向　藤原将寿
- ■CpGオリゴの開発動向　石井 健
- ■核酸医薬のDDS　西川元也
- ■RNAデータベースの整備　河合 純
- ■RNA検索技術（in silico解析）　内藤雄樹

－連載その他－
※予告内容は変更されることがあります
[最終回] 私の実験動物、やっぱり個性派です！
- ● Trend Review　　　● Next Tech Review
- ● ブレークスルーを狙うバイオテクノロジー
- ● クローズアップ実験法　● 研究室のナレッジマネジメント
- ● カレントトピックス　ほか

実験医学増刊号 最新刊　Vol.36 No.17（2018年10月発行）

教科書を書き換えろ！ 染色体の新常識

編集／平野達也，胡桃坂仁志　詳しくは本誌後付6ページへ

◆編集後記◆

およそ60年も前に提唱された"セントラルドグマ"の概念は、現代の生命科学において基本中の基本ともいえる生命システムです．しかし、近年のエピゲノム研究に加えて、本特集「RNAが修飾される！」で取り上げたような、さまざまなRNA修飾による制御機構の解明も進むなかで、その生命システムの複雑さや精巧さが改めて感じられるのではないでしょうか．

本号ではさらに、本庶佑先生の受賞に沸いた2018年ノーベル生理学・医学賞のほか、物理学賞、化学賞についての解説記事も掲載しています．特集記事とあわせて、生命科学のこれまでの歩みと今後の発展に想いを馳せていただけたら幸いです．（佐々木彩名）

生命現象を観るツールとして、イメージング技術はもはや欠かせないものとなっています．近年、その基盤となった研究に対してノーベル賞が授与される機会が増えていることも、その重要性を物語っているといえます．身近な手法ではありますが、技術の進歩の速さと原理の高度さゆえ、最新技術をフォローするのが難しいという方も多いのではないでしょうか．

来月発行になります実験医学増刊号『生きてるものは全部観る！イメージングの選び方・使い方100＋』では、多くの有用な手法について特徴や用途、導入のしかたを紹介し、ツール選択の一助となることをめざしました．ぜひお手に取ってご覧ください．（岩崎太郎）

今年のラボ発表や学会発表を振り返って、どんな場面を思い出しますか．もっとスムーズに話せたはず、スライド多すぎた、英語のQに閉口…そんな研究のディスカッション以外が浮かんだ方に朗報です．新刊のライトなプレゼン本『はじめてでもできてしまう科学英語プレゼン』のスピードチェックを使えば、時間がない学会直前でも効果的な見直しができます！経験が浅い人でも読めるように一著者Hawke先生が来日20年の教育ノウハウから厳選、5Sプロセスで（最低限）やるべきことが整理できます．プレゼンは準備が9割！どうしようを安心に変える特効薬です．（冨塚達也）

■ お詫びと訂正

実験医学2018年11月号（Vol.36 No.18）「急増する炎症性腸疾患に挑む」にて、下記の間違いがございました．ここに訂正いたしますとともに、謹んでお詫び申し上げます．

・3068, 3069ページ（「腸内エコロジーを支える生物間代謝経路」の文献欄）

（誤）	（正）
2) Honda K & …	2) O'Hara A & Shanahan F : EMBO Rep, 7 : 688-693, 2006
3) Levy M, et …	3) Honda K & …
︙	4) Levy M, et …
33) Desai MS, …	︙
	34) Desai MS, …

※文献2)が変更．文献3)以降はナンバーくり下がり．

実験医学

Vol. 36　No. 19　2018〔通巻627号〕
2018年12月1日発行　第36巻　第19号
ISBN978-4-7581-2514-7

定価　本体2,000円＋税（送料実費別途）

年間購読料
　24,000円（通常号12冊，送料弊社負担）
　67,200円（通常号12冊，増刊8冊，送料弊社負担）
郵便振替　00130-3-38674

© YODOSHA CO., LTD. 2018
Printed in Japan

発行人	一戸裕子
編集人	一戸敦子
副編集人	蜂須賀修司
編集スタッフ	佐々木彩名，山口恭平，本多正徳，間馬彬大，早河輝幸，藤田貴志，岩崎太郎
広告営業・販売	丸山 晃，近藤栄太郎，安藤禎康
発行所	株式会社　羊　土　社 〒101-0052　東京都千代田区神田小川町2-5-1 TEL　03（5282）1211／FAX　03（5282）1212 E-mail　eigyo@yodosha.co.jp URL　www.yodosha.co.jp/
印刷所	昭和情報プロセス株式会社
広告取扱	株式会社　エー・イー企画 TEL　03（3230）2744㈹ URL　http://www.aeplan.co.jp/

本誌に掲載する著作物の複製権・上映権・譲渡権・公衆送信権（送信可能化権を含む）は（株）羊土社が保有します．
本誌を無断で複製する行為（コピー，スキャン，デジタルデータ化など）は，著作権法上での限られた例外「私的使用のための複製」などを除き禁じられています．研究活動，診療を含み業務上使用する目的で上記の行為を行うことは大学，病院，企業などにおける内部的な利用であっても，私的使用には該当せず，違法です．また私的使用のためであっても，代行業者等の第三者に依頼して上記の行為を行うことは違法となります．

JCOPY ＜(社) 出版者著作権管理機構　委託出版物＞本誌の無断複写は著作権法上での例外を除き禁じられています．複写される場合は，そのつど事前に，(社) 出版者著作権管理機構（TEL 03-5244-5088, FAX 03-5244-5089, e-mail : info@jcopy.or.jp）の許諾を得てください．

Collagen Powder
粉末コラーゲン [研究用試薬]

溶液または凍結乾燥品しかなかったコラーゲンを
ネイティブな構造(三重らせん)を保ったまま、ニッピ独自の製法で、
取り扱いやすい粉末にすることに成功しました。(各国に特許出願中)
お好きな濃度、お好きな溶媒が選べます。

凍結乾燥品、スプレードライ品に比べ、
表面積が大きく溶けやすくなっております。

スプレードライ品

本製品

・濃度の調整が容易です。
・さまざまな溶媒を選べます。
・ネイティブな構造(三重らせん)を保っています。

研究用
コラーゲン線維シート
体内にほぼ近い状態のコラーゲンシート

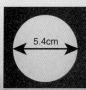
製品写真

[製品特長]
・高度に精製したコラーゲン(純度95%以上)を原料とする。
・生体と同等の線維構造を保持。
・生体と同等の高密度(膨潤後で約20%の濃度)。

サイズ: 直径5.4cm、厚み0.2mm(膨潤後1.0mm)

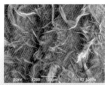
本製品(断面200倍)
微細な線維構造を持ち、緻密である

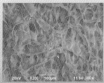
従来の凍結乾燥品(断面200倍)
隙間が多く、線維を形成していない

低エンドトキシンゼラチン

■ 豚皮由来
■ 無菌
■ 低エンドトキシン (10EU/g以下)

●従来のゼラチンに比べて、大幅にエンドトキシンを低減
させています。
●エンドトキシンと強く反応する免疫系に対して不活性です。

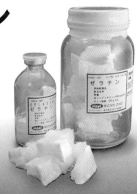

株式会社ニッピ バイオ・ケミカル事業部

〒120-8601 東京都足立区千住緑町1-1-1 TEL 03-3888-5184 https://www.nippi-inc.co.jp/inquiry/pe.html

エッセンシャル生化学 第3版

C. W. Pratt, K. Cornely 著
須藤和夫・山本啓一
堅田利明・渡辺雄一郎 訳

B5変型判　カラー
624ページ　本体6300円

生化学の基本事項と最新の知識をわかりやすく解説した初学者向教科書の改訂版．第3版では章末問題が大幅に増え充実．

ストライヤー 生化学 第8版

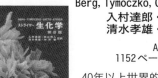

Berg, Tymoczko, Gatto, Stryer 著
入村達郎・岡山博人
清水孝雄・仲野 徹 監訳

A4変型判　カラー
1152ページ　本体13000円

40年以上世界的に読まれ続けている教科書の最新版．ゲノム編集をはじめ，最新知見を取入れさらに充実．

分子生物学
ゲノミクスとプロテオミクス

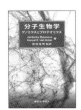

J. Zlatanova, K. E. van Holde 著
田村隆明 監訳

B5判　カラー
608ページ　本体5200円

現代的視点をもつ分子生物学の教科書．ダイナミックで魅力的な図をふんだんに使って，基礎から最新の進歩までを解説．

基礎講義 遺伝子工学 II
アクティブラーニングにも対応

深見希代子・山岸明彦 編
A5判　カラー　192ページ　本体2500円

遺伝子工学で汎用される応用技術の原理を半期で学べるコンパクトな教科書．図が多く，付属自習用講義動画と演習問題で学生の主体的学習を後押しする．I巻(基礎編)に続く応用編．

科学者の研究倫理
化学・ライフサイエンスを中心に

田中智之・小出隆規・安井裕之 著
A5判　128ページ　本体1200円

研究倫理を学部の正規授業として定着させることを目的とした教科書．単に知識だけでなく，実例も豊富に示し，学生自ら考え議論する章末問題により，公正研究の姿勢が身につく．

人がセックスをやめるとき
生殖の将来を考える

H. T. Greely 著／石井哲也 訳
四六判　352ページ　本体2200円

数十年後の先進国では，生殖医療が安全に安価に行われ，人々は子をもうける目的での性行為をしなくなると著者はいう．本書では，このような生殖の未来をもたらす革命的な生物学的技術について述べ，そこで人類が直面する倫理的および社会的問題を提起する．

現代化学
毎月18日発売　定価864円

広い視野と専門性を育む月刊誌

2018年12月号

※ 直接予約購読をおすすめします．
6ヵ月：4600円
1ヵ年：8700円
2ヵ年：15800円
電子版発売中！

2018年ノーベル賞 解説

【生理学・医学賞】PD-1阻害による新たながん治療法の開発
　　　　　　　　　　　　　　　伊藤寿宏・茶本健司
【物理学賞】レーザー科学における革新的な大発見
　　　　　　　　　　　　　　　　　　河内哲哉
【化学賞】進化分子工学: 進化によるものづくり
　　　　　　　　　　　　　　　　　　宮崎健太郎

【インタビュー】生物由来の素材から革新的な材料をつくる
沼田圭司博士に聞く　　　　　現代化学編集グループ

解説　◆ 光ピンセットの衝撃　　　西坂崇之・内藤達也

〒112-0011 東京都文京区千石3-36-7　**東京化学同人**　Tel 03-3946-5311　定価は本体価格+税
http://www.tkd-pbl.com　　　　　　　　　　　　　info@tkd-pbl.com

バイオ関連情報サービス バイオウェブ / Biotechnology Information Service

BIOWEB

バイオウェブは、ライフサイエンス・バイオ関連研究者の方へ、無料で情報提供を行っているバイオ関連情報サービスです。1995年の開設以来、バイオ関連企業の新製品、各種学会情報から、学会誌などの目次一覧、研究員募集告知の掲示板など、幅広い情報提供を行っております。http://www.bioweb.ne.jp/

http://www.bioweb.ne.jp/

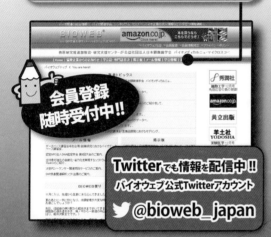

会員登録随時受付中!!

Twitterでも情報を配信中!!
バイオウェブ公式Twitterアカウント
@bioweb_japan

ライフサイエンス・バイオ関連研究者が必要不可欠とする情報を、無料で提供!!

バイオウェブは、各種協賛企業によって運営されておりますので、オンラインで会員登録をしていただくだけで、無料での情報提供が可能になっております。

セミナー案内や研究員募集など、非営利団体は掲載費用が無料

セミナー案内や研究員募集など、非営利団体は、掲載費用が無料です。企業団体からの掲載については、メールで service@bioweb.ne.jp までお問い合わせください。

 バイオウェブの主なサービス・コンテンツ

新着トピックス	：各コンテンツの新着情報を掲載
協賛企業からのお知らせ	：協賛企業からの最新情報やキャンペーン情報等
学会誌・専門誌目次	：各雑誌・会誌等の目次コンテンツを検索形式で提供
掲示板	：研究者同士のコミュニケーション広場
メール情報	：バイオウェブメールで配信したメール情報を掲載
学会情報	：各学会の会期・開催場所・連絡先等の検索サービス
求人情報	：リクルート関連の情報を掲載
バイオリンク	：バイオウェブが選定している他サイトへのLINKページ
会員登録	：バイオウェブ会員新規登録(無料)

バイオウェブ協賛企業募集中!!

バイオウェブへ協賛(有償)いただきますと、会員の皆様に貴社の製品やサービスのプロモーションを、無料または特別価格で行うことができます。

● 協賛企業からのお知らせへの掲載：無料
● 求人情報の掲載：無料
● バイオウェブメール配信：￥20,000(税抜)/1回

など

詳細な資料請求をご希望の場合は、 service@bioweb.ne.jp

協賛企業へのお申込みの場合は、 株式会社エー・イー企画 TEL:03-3230-2744

お問い合わせ先： バイオウェブの各種サービスの詳細については、service@bioweb.ne.jp または下記までお問い合わせください。

dynacom 株式会社ダイナコム
dynamic communication   http://www.dynacom.co.jp/

〒261-7125 千葉県千葉市美浜区中瀬2-6-1 WBG マリブイースト25階
TEL：043-213-8131   FAX：043-213-8132

「BIOWEB」、「DYNACOM」、「ダイナコム」は、日本国における株式会社ダイナコムの登録商標です。Copyright (C) 1996-2014 All rights reserved DYNACOM Co., Ltd.   2014/02/01

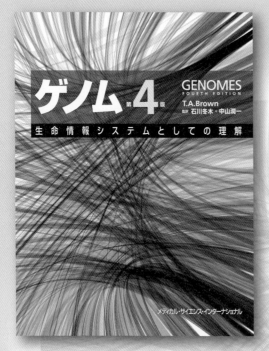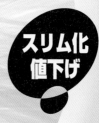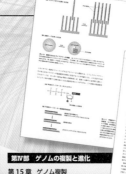

ブラウン生化学

T. A. Brown 著
新井洋由 監訳
A4変・4色刷・530頁・本体6000円

生化学を専門としない学生のための新しい教科書．生体高分子や代謝反応など全体の要点がつかみやすい．

生命の再設計は可能か
——ゲノム編集が世界を激変させる

J. Parrington 著
野島 博 訳
四六・486頁・本体3600円

バイオサイエンスの最新の動向を技術的・歴史的視点で捉え，ゲノム編集がもたらす未来を問いかける．

DOJIN BIOSCIENCE SERIES 31
iPS細胞時代の幹細胞最前線
——iPS細胞を知り，応用するために

山中伸弥・高島康弘 編
B5・2色刷・カラー口絵あり
約400頁・予価8500円

iPS細胞，ES細胞を含め，幹細胞のすべてが分かる決定版．分化の過程を詳述し，応用面も解説．

DOJIN BIOSCIENCE SERIES 30
定量生物学
——生命現象を定量的に理解するために

小林徹也 編
B5・2色刷・カラー口絵あり
292頁・本体5800円

定量解析を通じて生命現象の理解を目指す新分野．画像解析，定式化，モデル化など実例豊富．

バイオ実験を安全に行うために

化学同人編集部 編
日本生物工学会 編集協力
A5・2色刷・148頁・本体1200円

実験を行う人の目線で説明し，事故例も多数掲載．手元に必ず常備しておきたい，安全のてびき．

医療を変えるエクソソーム
——生体機能から疾患メカニズム，臨床応用まで

落谷孝広・吉岡祐亮 編
B5・2色刷・240頁・本体5000円

いま注目のエクソソームについて，機能から医療応用までをまとめた入門的かつ実用的な一冊．

化学同人　〒600-8074 京都市下京区仏光寺通柳馬場西入ル　フリーダイヤル 0120-126-649
https://www.kagakudojin.co.jp　※価格表示は本体価格（税抜き）です．

各研究分野を完全網羅した最新レビュー集

実験医学増刊号

年8冊発行 [B5判]
定価(本体5,400円+税)

Vol.36 No.17 (2018年10月発行)

教科書を書き換えろ！
染色体の新常識
ポリマー・相分離から疾患・老化まで

編集／平野達也，胡桃坂仁志

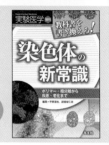

〈序〉　　　　　　　　　　　　　　　　　平野達也
〈概論〉変貌する染色体研究の最前線
　　　　　　　　　　　　平野達也，胡桃坂仁志

第1章　染色体はどのような部品からできているのか？

〈1〉ヒストンとヌクレオソームによるゲノム機能制御
　　　　　　　　　　　　胡桃坂仁志，小山昌子
〈2〉ヘテロクロマチン研究の現状と展望　　中山潤一
〈3〉セントロメア研究入門：分野の現状とこれから
　　　　　　　　　　　　　　　　　　　深川竜郎
〈4〉テロメアの生物学―老化・がん化の分子基盤
　　　　　　　　　　　　　　　　　　　　林　眞理
〈5〉ヒストンの細胞内ダイナミクス　　　木村　宏
〈6〉クロマチンイメージングより迫る核内ダイナミクス
　　　　　　　　　　　　　　　　　　　宮成悠介

第2章　染色体はどのようにして折り畳まれるのか？

〈1〉階層的クロマチンの高分子モデリング　新海創也
〈2〉分子動力学シミュレーションでみるクロマチン動態
　　　　　　　　　　　　　　　　　　　高田彰二
〈3〉クロマチンダイナミクス―クロマチンの物理的特性とその生物学的意味　井手　聖，永島崚甫，前島一博
〈4〉Hi-C技術で捉えた染色体・クロマチンの高次構造
　　　　　　　　　　　　　　　　　　　永野　隆
〈5〉複製タイミングと間期染色体構築
　　　　　　　　　　　平谷伊智朗，竹林慎一郎
〈6〉RNAと間期クロマチン構築　野澤竜介，斉藤典子

第3章　どのようなタンパク質が高次染色体を制御しているのか？

〈1〉コヒーシンによる染色体高次構造形成の分子機構
　　　　　　　　　　　　　　　　　　　村山泰斗
〈2〉コンデンシンによる分裂期染色体構築の分子メカニズム
　　　　　　　　　　　　　　　　　　　木下和久
〈3〉コヒーシン・コンデンシンの一分子解析　西山朋子
〈4〉染色体分配：マルチステップに進む姉妹染色分体の分離
　　　　　　　　　　　　　内田和彦，広田　亨

第4章　染色体はどのようにして次世代に継承されるのか？

〈1〉減数分裂における相同染色体のペアリング　平岡　泰
〈2〉線虫・ショウジョウバエの減数分裂における染色体分離
　　　　　　　Peter M. Carlton，佐藤－カールトン 綾
〈3〉哺乳類卵母細胞における染色体分配　　北島智也
〈4〉哺乳類生殖系列におけるクロマチンリプログラミング
　　　　　野老美紀子，山縣一夫，山口幸佑，岡田由紀

第5章　染色体の異常はどのようにして疾患や老化を引き起こすのか？

〈1〉クロマチン制御とがん　　　　　　　高久誉大
〈2〉がんにおけるコヒーシンおよび関連分子の遺伝子異常
　　　　　　　　　　　　　　　　　　　吉田健一
〈3〉コヒーシン・コンデンシンの欠損を原因とする発生疾患
　　　　　　　　　　　　坂田豊典，白髭克彦
〈4〉放射線と染色体異常　　　　　　　　田代　聡
〈5〉ヘテロクロマチンと細胞老化　　　　成田匡志
〈6〉反復遺伝子の不安定化が引き起こす細胞老化　小林武彦

発行　羊土社 YODOSHA
〒101-0052　東京都千代田区神田小川町2-5-1　TEL 03(5282)1211　FAX 03(5282)1212
E-mail：eigyo@yodosha.co.jp
URL：www.yodosha.co.jp/

ご注文は最寄りの書店、または小社営業部まで

生体の科学
2018 Nov.-Dec. Vol.69 No.6

〈編集委員〉
野々村禎昭　東京大学名誉教授
岡本　仁　　理化学研究所脳神経科学研究センター 意思決定回路動態研究チームチームリーダー
松田道行　　京都大学大学院医学研究科・生命科学研究科教授
栗原裕基　　東京大学大学院分子細胞生物学教授

特集　細胞高次機能をつかさどるオルガネラコミュニケーション

特集によせて ……………………………………………………………………… 理化学研究所　中野明彦

I．小胞体
1. 小胞体に存在する複数のオルガネラ・ゾーン ………………………………… 京都大学　森　和俊
2. 小胞体からゴルジ体へのタンパク質選別輸送 ……………………………… 理化学研究所　黒川量雄
3. 小胞体と細胞核の連携ゾーン ………………………………………………… 広島大学　今泉和則
4. 小胞体連携ゾーンを介した脂質輸送機構 ………………………………… 国立感染症研究所　花田賢太郎

II．ゴルジ体およびポストゴルジネットワーク
5. ゴルジ体を起源とする新たなオートファジー ……………………………… 東京医科歯科大学　清水重臣
6. 翻訳後修飾と選別輸送をつかさどる小胞体・ゴルジ体の"オルガネラ・ゾーン" …… 立教大学　後藤　聡
7. ゴルジ体ストレス応答ゾーン ………………………………………………… 兵庫県立大学　吉田秀郎
8. 細胞の極性輸送のメカニズム ………………………………………………… 大阪大学　原田彰宏
9. オルガネラコミュニケーションと自然免疫 ………………………………… 大阪大学　齊藤達哉
10. オルガネラプロテオームを解析する新技術 ………………………………… 東京大学　新井洋由
11. チロシンキナーゼ型受容体EGFRの細胞内トラフィック ………………… 名古屋大学　花房　洋

III．ミトコンドリア
12. ミトコンドリアと小胞体間のオルガネラコンタクト ……………………… 山形大学　田村　康
13. ミトコンドリアの膜動態による細胞高次機能の制御 ……………………… 大阪大学　石原直忠
14. ミトコンドリアのオートファジーによる分解と生理機能 ………………… 群馬大学　佐藤美由紀

IV．ペルオキシソーム
15. オルガネラ間の協奏によるペルオキシソームの機能と恒常性の制御 …… 九州大学　藤木幸夫

●B5　隔月刊　1部定価：本体1,600円＋税　2019年年間購読受付中（含む号内増大号）　詳しくは医学書院WEBで

医学書院　〒113-8719　東京都文京区本郷1-28-23　[WEBサイト] http://www.igaku-shoin.co.jp
[販売・PR部] TEL：03-3817-5650　FAX：03-3815-7804　E-mail：sd@igaku-shoin.co.jp

---

Book Information

FLASH薬理学

好評発売中

著／丸山　敬

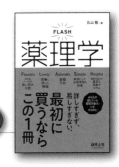

- 必須事項を簡潔に整理し要点を学べる，通読にも拾い読みにも適した内容．各項目末の応用問題はWEBで解答を参照でき，復習に役立ちます．
- 医学生，看護・医療系学生の教科書としてオススメの1冊です．

◆定価（本体3,200円＋税）
◆フルカラー　B5判　375頁
◆ISBN978-4-7581-2089-0

詳しすぎず易しすぎない，最初に読むべき教科書！

発行　羊土社

免疫チェックポイント研究用試薬

PD-1 / PD-L1
免疫チェックポイント分子
〜がん治療の新時代〜

アクロバイオシステムズ社
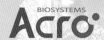

- 高品質リコンビナントタンパク質
- ヒト全長 PD-1 リコンビナントタンパク質（タグフリー）
- PD-1/PD-L1 経路阻害剤スクリーニングキット

バイオエクセル社

- 大容量モノクローナル抗体 5mg, 25mg, 50mg, 100mg
- InVivoMab™ 低エンドトキシン、アザイドフリー
- InVivoPlus™ InVivo 用 最高品質抗体

シノバイオロジカル社
 Sino Biological Inc.
Biological Solution Specialist

- 多動物種・高精製度リコンビナントタンパク質（ヒト・マウス・ラット・イヌ アカゲザル・カニクイザル）
- ウサギモノクローナル抗体

詳しくは「免疫チェックポイント関連試薬」WEB サイトへ
http://www.iwai-chem.co.jp/products/immune-checkpoint/

国内輸入販売元
岩井化学薬品株式会社

本　　社：〒103-0023 東京都中央区日本橋本町 3-2-10
営業本部：〒101-0032 東京都千代田区岩本町 1-5-11
営　業　所：筑波・多摩・三島・横浜・柏

▶資料請求・製品に関するお問合せは
テクニカルサポート課
TEL:03-3864-1469　FAX:03-3864-1497
http://www.iwai-chem.co.jp/